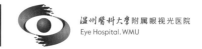

温州医科大学附属眼视光医院

眼外伤

病例精解

总主编 ◎ 瞿　佳　吴文灿

主　编 ◎ 赵振全

科学技术文献出版社
SCIENTIFIC AND TECHNICAL DOCUMENTATION PRESS
·北京·

图书在版编目（CIP）数据

温州医科大学附属眼视光医院眼外伤病例精解/赵振全主编. —北京：科学技术文献出版社，2023.5

ISBN 978-7-5235-0220-4

Ⅰ.①温… Ⅱ.①赵… Ⅲ.①眼病—外伤—诊疗—病案 Ⅳ.①R779.1

中国国家版本馆 CIP 数据核字（2023）第 070685 号

温州医科大学附属眼视光医院眼外伤病例精解

策划编辑：蔡 霞　　责任编辑：蔡 霞　　责任校对：张 微　　责任出版：张志平

出 版 者　科学技术文献出版社

地　　址　北京市复兴路 15 号　邮编　100038

编 务 部　（010）58882938，58882087（传真）

发 行 部　（010）58882868，58882870（传真）

邮 购 部　（010）58882873

官方网址　www.stdp.com.cn

发 行 者　科学技术文献出版社发行　全国各地新华书店经销

印 刷 者　北京地大彩印有限公司

版　　次　2023 年 5 月第 1 版　2023 年 5 月第 1 次印刷

开　　本　787×1092　1/16

字　　数　232 千

印　　张　16.5

书　　号　ISBN 978-7-5235-0220-4

定　　价　128.00 元

编委会

温州医科大学附属眼视光医院·病例精解
编委会名单

总主编 瞿 佳 吴文灿

副主编 胡 亮 赵云娥 陈 蔚

秘 书 许志强

编 委（按姓氏笔画排序）

王毓琴 毛剑波 方爱武 邓如芝 叶 良

向圣锦 刘晓玲 吴文灿 吴荣瀚 沈丽君

张 芳 张宗端 陈 蔚 陈世豪 金子兵

赵云娥 赵振全 俞阿勇 姜 覼 徐菁菁

薛安全

眼外伤专科

温州医科大学附属眼视光医院
眼外伤病例精解
编委会名单

主编简介

赵振全，眼科学硕士，温州医科大学附属眼视光医院眼外伤专科副主任，主任医师。

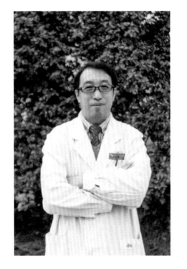

从事眼科临床、教学工作近 30 年，擅长疑难眼外伤、疑难白内障及复杂玻璃体视网膜疾病手术，年均完成各类手术千余台，是国内少数熟练掌握眼内镜下玻璃体视网膜手术的专家之一，率先在国内成功植入新型人工虹膜。作为副主编出版《眼外伤临床精粹》一书，发表多篇学术论文，主持省、市级研究课题，并持有发明专利。温州市医学会医学鉴定专家库成员，《中国现代医生》杂志审稿专家。

《温州医科大学附属眼视光医院·病例精解》
丛书简介

　　温州医科大学附属眼视光医院成立于 1998 年 9 月，2009 年经浙江省卫生厅批准增挂"浙江省眼科医院"牌子，是目前浙江省第一家省属公立三级甲等眼科专科医院。医院获批设有国家眼耳鼻喉疾病临床医学研究中心、眼视光学和视觉科学国家重点实验室、国家眼视光工程技术研究中心、国家药监局眼科疾病医疗器械和药物临床研究与评价重点实验室、国家眼科学临床重点专科、国家卫生健康委眼视光学重点实验室和工程中心、教育部近视防控与诊治工程研究中心等多个国家级、省部级机构。经过20 余年的发展，医院形成了集医疗、教学、科研、产业、公益、推广为一体的眼视光体系，近年来还成功建有眼视光医院集团和中国眼谷，形成了较为完整的眼视光的"一体两翼"。

　　医院专科齐全，目前共设 24 个临床亚专科，其中视光学专科、眼鼻相关专科、屈光手术专科、角膜病专科等在国内乃至国际都有着较大的影响力。另外，设有 4 个医技科室和 5 个病区。医院构建眼（眼视光）全科门诊、专科门诊、专家团队诊疗、疑难眼病多科联合门诊"四位一体"的分级诊疗模式，为群众提供更加安全、高效、便捷的医疗服务。

　　随着医学科技的进步，对眼科相关专业的划分与定位也愈发精细，对疾病诊疗精准化的要求也不断提升。本丛书将医院各临床专科收治的部分典型或疑难病例进行了整理，并加以归纳总结和提炼，是我院 18 个重点专科临床经验的总结和呈现，包括眼底

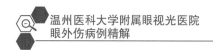

外科、眼底内科、视光专科、角膜病专科等。每个病例从病史、辅助检查、诊断、治疗、随访逐步展现，之后对病例进行了分析和点评，体现了理论与实践的结合、多学科的紧密配合，是科室集体智慧的结晶，更是编者宝贵经验的精华，愿本套丛书的出版能对眼科临床工作有所启发和裨益。

本套丛书的编写得到了温州医科大学附属眼视光医院众多专家的大力支持和帮助，在此表示感谢。由于编者水平有限，书中难免会存在一些观点不全面或疏漏之处；加之眼科的快速发展，部分内容有待更新，望各位读者不吝赐教。我们将在提升自身医疗水平的同时，与大家一起做好眼科专业临床经验的总结和分享，共同进步，最终惠及更多的业界同行与广大眼病患者。

总 序

　　温州医科大学附属眼视光医院要出版一套典型和疑难眼病病例诊疗丛书，我很荣幸被邀请为这套丛书作序。作为眼视光医院的创建者之一，我与本院已相伴25年。在这二十余载中，作为眼科学和视光学临床融合发展的践行者和亲历者，我见证了医学事业的快速进步和本院的蓬勃发展。今天，又看到了我们医院新生代医师们的新作问世，立言立说，为眼科学的发展添砖加瓦，心情尤为激动和欣慰！

　　我推荐这套丛书的理由是：对于眼科和眼视光的医师和医护人员来说，医疗实践中的临床案例是非常重要的，是我们诊断和治疗疾病的重要依据。因为每个病例都是独特的，所以我们需要仔细分析每个患者的症状、病史、体征及实验室检查结果，以找到正确的诊断方案和治疗方法。编写这套临床案例丛书并不是一件容易的事情。我们需要仔细分析每个病例，检视所有患者的病历和相关文献，以确保所提供的信息是准确且完整的。我们也需要对这些信息进行分类和归纳，以使读者能够更好地理解每个病例的特点和难点。

　　我特别要推荐这套丛书的另一个原因是：这些临床案例均来自我们医院的临床实践，是我院医师们亲手诊疗的患者，也就是我们常说的第一手资料。通过对这些临床案例的诊疗分析，可以帮助眼科或眼视光临床医师提高诊疗水平与能力，尤其对年轻医师的成长很有帮助。经过仔细记录和分析病例，我们可以从中发现一些典型的病例或不同寻常的诊断，这些发现可以启发我们进一步研究和理解这些疾病的本质。我们希望这套丛书的出版可以使读者更好地了解眼视光医学的实践和进步，也可以从这些案例中学到一些实用的技巧和知识，为临床医师和医学生们提供宝贵的参考资料。

最后，我要感谢所有参与了本套丛书编写的医师和工作人员。这套丛书是他们许多年来的经验和知识的总结，我们相信这套丛书将为眼科眼视光疾病的诊断和治疗提供重要的帮助和指导。

温州医科大学附属眼视光医院

2023 年 3 月 25 日于温州

前　言

　　《温州医科大学附属眼视光医院·病例精解》丛书的眼外伤分册列举了我院眼外伤专科就诊的 38 个病例，病例以国际眼外伤学会推荐的 Kuhn 1996 眼外伤命名与分类中的机械性眼外伤为主，也涉及光损伤等物理性眼外伤，化学性眼外伤由眼表和角膜分册介绍。本书所列病例均为眼球外伤，主要按损伤涉及的解剖部位从前到后排列，以详尽的资料和清晰的插图进行展现。既教科书式、较全面地介绍了每个病例相应的病症特点，又重点阐明了我科在诊治中的经验和新手段。

　　书中病例兼顾疑难杂症和典型案例，诊断方面，在常规检查的基础上，突出了对检查结果的研判，以及对每一种疾病有突出价值或必要的检查；治疗方面，既介绍了常规方法，也详细地介绍了我科独创的新方法和旧法新用，还涉及了术后并发症的处理。

　　希望通过这些病例让读者对眼球每个解剖部位的损伤和处理形成一个较全面且深入的认识；能给有经验的医师提供借鉴，并真诚地欢迎各位医师交流指正；使年轻医师能够增长见识、获得启发。虽然我们已尽力完善本分册的内容，但由于时间仓促、篇幅有限，难免有不足之处，敬请读者谅解和指正。

目　录

病例 1
复发性角膜上皮糜烂

病历摘要

【基本信息】

患者，女性，36 岁。

主诉：左眼被纸划伤后反复眼痛 3 个月，复发半天。

现病史：患者 3 个月前左眼被纸划伤后出现眼痛，伴眼红、畏光、流泪，无视物模糊、视物变形，无头痛、发热等，于外院药物治疗（具体不详）后好转。3 个月以来，上述症状反复，晨起时明显，用药后好转。半天前，上述症状再次复发，来我院门诊就诊。

自受伤以来，神志清，精神可，胃纳可，睡眠安，二便无特殊。

笔记

【体格检查】

全身及一般状况无特殊。

【眼科检查】

裸眼视力：双眼1.0。

眼压：右眼10.5 mmHg，左眼10.6 mmHg。

左眼结膜轻度充血，下方角膜上皮局部粗糙、荧光素染色部分着染，余角膜透明；右眼结膜无充血，角膜透明；双眼前房深清，晶状体透明，玻璃体絮状混浊，眼底见视盘界清色红，C/D约0.3，视网膜平伏，黄斑反光存在。

【辅助检查】

（1）左眼荧光素染色前、后局部角膜前段照相（图1-1）。

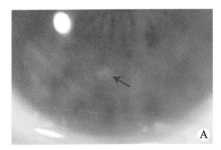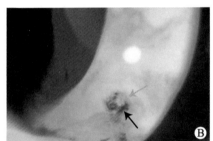

A. 箭头处见角膜上皮粗糙；B. 黑色箭头处角膜上皮细胞坏死、荧光素不着染；黄色箭头处角膜上皮细胞凋亡、荧光素着染。

图1-1 前段照相

（2）左眼局部角膜前节光学相干断层扫描（optical coherence tomography，OCT）（图1-2）。

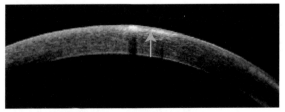

箭头处见局部角膜上皮异常增生。

图1-2 前节OCT

【诊断】

左眼复发性角膜上皮糜烂。

【治疗及随访】

1. 告知患者疾病特点及预后。

2. 刮除粗糙角膜上皮，配戴绷带式角膜接触镜，同时局部用左氧氟沙星滴眼液 qid、小牛血去蛋白提取物眼用凝胶 qid 点眼。

3. 1 周后复查，左眼角膜未见明显异常。改用左氧氟沙星滴眼液 qid、玻璃酸钠滴眼液 qid、维生素 A 棕榈酸酯眼用凝胶 qn 维持治疗，并嘱患者定期随访、更换角膜接触镜。

4. 6 周后复查，左眼角膜未见明显异常。予以摘除角膜接触镜，继续予以玻璃酸钠滴眼液 qid、维生素 A 棕榈酸酯眼用凝胶 qn 维持治疗。

5. 3 个月后复查，左眼角膜上皮糜烂未再复发，停用局部用药。

6. 6 个月后复查，左眼角膜上皮糜烂未再复发。

病例分析

【病例特点】

1. 青年女性，左眼被纸划伤后反复眼痛 3 个月，复发半天。晨起症状明显。

2. 眼科检查：左眼结膜轻度充血，下方角膜上皮局部粗糙、荧光素染色部分着染。

3. 辅助检查：前节 OCT 显示局部角膜上皮异常增生。

【诊断思路】

根据患者外伤后眼痛反复发作、晨起明显等病史及查体、辅助检查显示角膜上皮粗糙，诊断为"左眼复发性角膜上皮糜烂"。需要与病毒性角膜炎鉴别：病毒性角膜炎伴反复发作的眼红、眼痛、视力下降，首次发作可伴发热、流感样症状，查体可见皮肤疱疹、滤泡性结膜炎改变、角膜上皮呈点状和地图状改变，抗病毒治疗可好转。

【治疗思路】

1. 人工泪液每 2~6 小时 1 次、眼膏数小时 1 次；也可用生长因子或自体血清制剂。

2. 抗生素眼膏 3~4 次/日，直至上皮缺损愈合。

3. 若有虹膜炎，可用睫状肌麻痹剂。

4. 24 小时急性期可加压包扎。

5. 一旦药物完全治愈，人工泪液 4 次/日、眼膏数小时 1 次，维持 3~6 个月。

6. 一旦药物治疗无效或复发频繁，可考虑以下治疗方法：角膜上皮清创；视轴外的小区域上皮脱落，可用前基质微刺、YAG 激光前基质微刺；大面积脱落，用钻石抛光器抛光前弹力层、准分子激光治疗性角膜切除术、酒精分层；绷带式角膜接触镜至少配戴 6 周，甚至可配戴 3~6 个月，期间为预防感染，需局部使用抗生素；在严重的顽固性病例中，可将肉毒杆菌注射到轮匝肌，以诱导上睑下垂，从而保护眼表。

【复发性角膜上皮糜烂】

复发性角膜上皮糜烂是一种相对常见的临床疾病，角膜上皮局灶性机械损伤、上皮基底膜营养不良、糖尿病、角膜上皮手术损伤是其重要危险因素。症状为反复发作的急性剧烈眼痛，尤其是在睡觉或即将睡醒时；常感畏光、流泪，根据角膜上皮糜烂的位置不

笔记

同，视力有不同程度的模糊。查体可见反复发作的角膜上皮水肿、粗糙、糜烂、脱落，病灶较小时可在数小时内恢复，就诊时难以发现；角膜营养不良者用后照法可清晰观察到点状、微囊样、指状上皮基底膜营养不良。前节 OCT 可见的变化包括基底膜的缺失或冗余、基底膜向上皮的异常生长及上皮层的局部肿胀、小缺损和微囊。角膜共聚焦在上皮基底膜营养不良者中可见基底膜异常前突入角膜上皮，并伴有上皮微囊；在早期，基质结构通常不受影响，在慢性病例中，上皮细胞排列不规则，颗粒结构和高反射细胞出现在浅至中层基质。病理在于角膜上皮基底膜发生病变，可能与基底膜组织的半桥粒异常有关，导致原本结合松散的上皮－基底膜－前弹力层在缺氧情况下上皮水肿，睡眠时快速动眼期或晨起睁眼时角膜－眼睑摩擦，致使上皮糜烂甚至脱落。引起该病的外伤多为角膜上皮擦伤，而更深的创伤导致的角膜瘢痕有铆定上皮的作用，反而不会并发复发性角膜上皮糜烂。因角膜上皮擦伤导致该病的病例并不在少数，一项专门的调查报告显示其发生率高达28%，其中包括症状轻微而未就诊者。

赵振全主任病例点评

　　该病复发频率高、上皮糜烂程度变化差异较大。轻者发病时间可以短至数十分钟，就诊时粗糙的病变区上皮极易被忽略，甚至已无阳性体征可见，此时详尽的病史和多次晨起发作的规律对做出正确诊断极其有帮助；上皮糜烂范围大者出现上皮缺损，重者甚至需要 2~3 周来修复。数次的痛苦发病后，会明显加重患者对发病不可预料性的心理负担。

　　角膜上皮糜烂脱落时，眼表使用药物，可以减轻病变区角膜上皮水肿、促进上皮愈合、防治感染，但不能阻止病情复发。临床上常使用绷带式角膜接触镜和角膜前基质微刺。绷带式角膜接触镜可以保护角膜上皮，避免眼睑对角膜上皮的摩擦，并施加压力以稳定松弛的上皮，长时间的施压可以促进基底膜半桥粒等显微结构的健康重构，因而对该病的复发有较好的防治效果，治愈率可达75%，缺点是绷带式角膜接触镜的持续配戴时间长。角膜前基质微刺的治愈率则更高，可达80%，它是依靠密集形成的角膜瘢痕组织铆定上皮，缺点是穿刺时需要患者高度配合，已有操作中发生角膜穿孔的报道，而且角膜瞳孔区的斑翳会对视力产生不同程度的影响，但一般在半年后明显减轻。

总之，目前防治复发性角膜上皮糜烂综合征的着眼点在于增强角膜上皮与基底膜前基质的黏附力，或清除上皮下异常组织或完全清除基底膜、重建两者间显微结构。类似的治疗方法还有角膜上皮清创、YAG激光前基质微刺、钻石抛光器抛光前弹力层、准分子激光治疗性角膜切除术、酒精分层、肉毒杆菌注射致轮匝肌上睑下垂、生物羊膜移植联合角膜前基质穿刺等。

参考文献

1. LIN S R, ALDAVE A J, CHODOSH J. Recurrent corneal erosion syndrome. Br J Ophthalmol, 2019, 103(9)：1204 – 1208.

2. NANBA H, MIMURA T, MIZUNO Y, et al. Clinical course and risk factors of recurrent corneal erosion：Observational study. Medicine (Baltimore), 2019, 98 (16)：e14964.

3. DIEZ-FEIJÓO E, DURÓN J A. Optical coherence tomography findings in recurrent corneal erosion syndrome. Cornea, 2015, 34(3)：290 – 295.

4. VO R C, CHEN J L, SANCHEZ P J, et al. Long-term outcomes of epithelial

debridement and diamond burr polishing for corneal epithelial irregularity and recurrent corneal erosion. Cornea, 2015, 34(10): 1259 – 1265.

5. 刘涛, 胡爱华, 胡庆军, 等. 不同能量 YAG 激光穿刺治疗复发性角膜上皮糜烂综合征. 中华眼外伤职业眼病杂志, 2018, 40(7): 532 – 535.

6. 克里斯托弗·丁·拉普阿诺. Wills 临床眼科学彩色图谱及精要: 角膜病. 陈蔚, 译. 2 版. 天津: 天津科技翻译出版有限公司, 2014.

（陈晓蒙　整理）

笔记

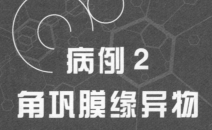

病例 2
角巩膜缘异物

病历摘要

【基本信息】

患者，女性，53 岁。

主诉：右眼被板栗砸伤后眼痛不适 1 个月。

现病史：患者 1 个月前因右眼不慎被板栗砸伤后，出现右眼眼痛不适，伴眼红，无明显视力下降。遂至当地医院就诊，诊断为右眼结膜下异物，行结膜下异物取出术，术后予以局部抗炎、抗感染治疗。近 1 个月来右眼仍有眼痛不适，较前未见明显缓解，遂来我院门诊就诊。

自受伤以来，神志清，精神可，生命体征平稳，二便无特殊。

【体格检查】

全身及一般状态无特殊。

【眼科检查】

裸眼视力：右眼 1.0，左眼 1.0。

眼压：双眼指测 Tn。

右眼结膜充血，稍水肿，下方巩膜表面血管轻度迂曲扩张，角膜透明，前房中深，房水闪辉（+），虹膜纹理清晰，瞳孔圆，直径约 3 mm，对光反射存在，晶状体密度增高，位置正常，玻璃体轻度混浊，眼底镜小瞳下隐见视盘边界清色可，C/D 约 0.3，视网膜平伏，黄斑中心凹反光未见。左眼无特殊。

【辅助检查】

（1）超声生物显微镜（ultrasound biomicroscopy，UBM）（图 2 - 1）。

（2）房角镜检查照相（图 2 - 2）。

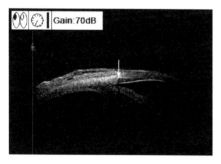

箭头处可见强回声斑块，伴后方声影。

图 2 - 1　UBM

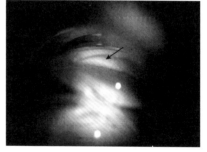

黑色箭头所指处可见板栗刺样异物。

图 2 - 2　房角镜检查照相

【诊断】

右眼球壁异物（板栗刺）。

【治疗及随访】

1. 告知患者疾病特点及预后。

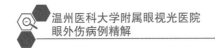

2. 行右眼球壁异物取出术；术中在房角镜辅助下准确定位异物方位，切开对应角巩膜组织取出异物。

3. 术后视力无下降，术后 1 周眼痛不适明显好转，无其他明显不适症状。

病例分析

【病例特点】

1. 患者，女性，53 岁。因"右眼被板栗砸伤后眼痛 1 个月"来院就诊。

2. 眼科检查：右眼裸眼视力为 1.0，左眼裸眼视力为 1.0。双眼眼压指测 Tn。右眼结膜充血，稍水肿，下方巩膜表面血管轻度迂曲扩张，角膜透明，前房中深，房水闪辉（＋），虹膜纹理清晰，瞳孔圆，直径约 3 mm，对光反射存在，晶状体密度增高，位置正常，玻璃体轻度混浊，小瞳下隐见眼底视盘边界清色可，C/D 约 0.3，视网膜平伏，黄斑中心凹反光未见。

3. 辅助检查：UBM，房角镜检查照相。

【诊断思路】

通过详细地询问病史及结合特殊的辅助检查，如果找到明确的异物证据，一般诊断并无困难；但是由于植物性异物长期遗留在眼球壁，异物可能分解吸收，引起巩膜及睫状体炎症，导致眼痛不适，故临床仍需对部分病例仔细鉴别，避免误诊。

1. 巩膜炎：自发的巩膜炎是一种有潜在致盲风险的眼部疾病，大部分患者伴有全身性疾病，其治疗方案包括局部及全身使用糖皮质激素；而植物性异物导致的巩膜炎，可能伴发真菌感染，长期存

笔记

在可能导致巩膜坏死，因而单纯地使用糖皮质激素治疗往往效果不佳，反而可能加重病情。

2. 虹膜睫状体炎：常伴有反复发作史，可见 360° 睫状充血，眼部可见角膜后沉着物，可伴有虹膜后粘连和瞳孔改变，可伴有全身性疾病，局部使用激素治疗往往有效。

【治疗思路】

1. 术前通过仔细的眼部检查及辅助检查（如 UBM），确定异物的位置、数量及深度，避免遗漏。

2. 该病例结合术前 UBM 检查及术前房角镜检查，位置基本明确，术中结合房角镜准确定位，可以最小创伤取出异物；但有些病例由于异物较多，位于巩膜深层，UBM 检查只能帮助确定大致的方位及数量，无法准确定位，而这类患者眼部普遍存在炎症，充血明显，盲目的手术操作会加重眼部出血情况，加重患者的疼痛，使手术无法顺利进行，导致手术失败。

3. 手术探查异物时，由于有异物的巩膜部位往往炎症明显，甚至伴发脓肿，可以重点关注巩膜表面有隆起且刺痛最明显的部位，这些部位往往存在异物的可能性大；而部分病史较长的病例可能仅仅存在巩膜脓肿坏死，异物已经分解消失，此时需充分处理坏死区巩膜，必要时行异体巩膜移植。

4. 术后常规抗炎、抗感染，定期复查。

【板栗刺伤】

板栗刺伤多见于每年 9、10 月份，正值板栗成熟丰收的时节；如板栗刺伤位于角膜或者结膜表面，一般不易漏诊；当板栗刺深埋于角巩膜及巩膜深层时，由于组织的不透明性，容易造成漏诊，需要结合辅助检查，如 UBM、房角镜等协助诊治；植物性的异物不但

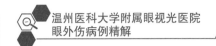

容易引起无菌性的炎症反应，更易引起感染，尤其是真菌感染；如果处理不当，轻则导致治愈时间延长，重则造成不同程度的巩膜组织损伤、感染，致使功能障碍，甚至引发眼内炎而致失明等严重后果。

🏥 赵振全主任病例点评

板栗刺伤在门诊诊疗过程中并不少见，特别是每年9、10月份，总是呈现井喷式暴发。由于生板栗形态的特殊性，板栗刺伤往往是多发的，且受伤后多数患者会自行揉眼，易引起板栗刺断裂，另外由于结膜充血、出血等原因，致使部分板栗刺断端易遗留在巩膜层间不易被发现，所以要求初诊医师必须仔细检查患者眼睛，避免遗漏。由于板栗刺属于植物性异物，且受伤部位多为角膜或前部巩膜壁，CT（computed tomography）及眼部B超等检查往往不能发现异物，需要采用UBM检查，且术前术后都应做UBM以确认异物已去除。此类病例治疗的主要难点在于异物小、非磁性及损伤位置较特殊，需要结合辅助检查确定异物位置，以最小手术量、最小创伤取出异物。

在取异物过程中，确定异物位置后，可使用尖针头或尖刀片小心划开原有伤道，松解异物，再小心去除。由于植物性异物在眼内停留时间长，脆性增加，切忌盲目夹取，否则可能导致破碎，残留眼内。

参考文献

1. 张东兴，马建辉，张东超，等. 巩膜深层异物临床诊治方法探讨. 河北医学，2015，21（10）：1713 – 1715.

2. 张效房，朱豫. 二十一世纪眼外伤面临的挑战. 眼外伤职业眼病杂志，2000，22（1）：325.

3. 张宁，吴佰文，赵军. 眼前段微小异物的诊断和定位. 医药论坛杂志，2010，31（19）：24 - 25，28.

4. 刘鹏飞. 超声生物显微镜引导下治疗隐匿性巩膜栗子刺. 中国实用眼科杂志，2016，34（4）：371 - 373.

（魏文龙　整理）

病例 3
视网膜锯齿缘前巩膜异物

病历摘要

【基本信息】

患者，男性，28 岁。

主诉：左眼被铁丝扎伤后眼痛 2 小时。

现病史：患者 2 小时前左眼被铁丝扎伤后出现眼痛，伴异物感，伴眼红、流泪，无视物模糊，无头痛、头晕，无恶心、呕吐等不适。遂至我院就诊，急诊拟以"左眼巩膜异物"收住入院。

自受伤以来，神志清，精神可，未进食，未睡眠，二便未解。

【体格检查】

全身及一般状况无特殊。

【眼科检查】

裸眼视力：右眼 1.0，左眼 0.8。

眼压：右眼指测 Tn，左眼未测。

左眼结膜充血，鼻侧角巩膜缘后 2.5 mm 处结膜表面可见一铁丝样异物，末端没入巩膜内，角膜透明，前房深，房水闪辉（＋＋），房水细胞（＋），虹膜纹理清晰，瞳孔圆，直径约 3 mm，直接、间接对光反射存在，晶状体透明，玻璃体絮状混浊，眼底见视盘边界清色可，C/D 约 0.3，视网膜平伏，黄斑中心凹反光未见。右眼查体无特殊。

【辅助检查】

（1）眼前段照相（图 3－1）。

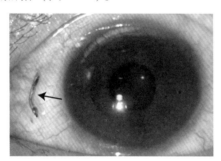

箭头处见一铁丝样异物，末端没入巩膜。

图 3－1   眼前段照相

（2）眼眶 CT（图 3－2）。

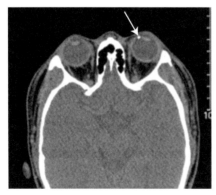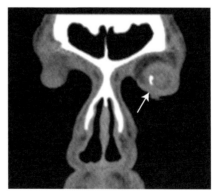

箭头处可见高密度影，提示巩膜异物；水平位可见异物末端位于眼环内，提示异物穿通巩膜。

图 3－2   眼眶 CT（水平位＋冠状位）

【诊断】

左眼巩膜异物，左眼巩膜穿通伤。

【治疗及随访】

1. 告知患者疾病特点及预后。

2. 建议手术室急诊行"左眼巩膜异物取出术"，患者由于经济原因，要求尝试于裂隙灯下施行该手术，充分告知患者病情、风险及可能的并发症后，于裂隙灯下顺利取出异物，未见巩膜伤口渗漏、玻璃体嵌顿、细小异物残留嵌顿。

3. 术前术后予以局部抗炎、预防感染及全身预防感染治疗。

4. 术后完善眼部 B 超、欧堡、OCT 等眼部相关检查，未见明显异常，予以出院。

5. 术后 3 个月复查，左眼视力恢复至 1.0，眼部检查无特殊。

病例分析

【病例特点】

1. 青年男性，左眼被铁丝扎伤后眼痛 2 小时。

2. 眼科检查：左眼鼻侧角巩膜缘后 2.5 mm 处结膜表面可见一铁丝样异物，异物末端没入巩膜内。

3. 辅助检查：眼眶 CT 提示左眼巩膜异物。

【诊断思路】

根据患者外伤病史、眼专科检查及辅助检查，"左眼巩膜异物，左眼巩膜穿通伤"诊断明确，无须鉴别诊断。

【治疗思路】

对于巩膜异物，判断异物是否穿通巩膜至关重要，眼眶 CT 对于该判断起到决定性的作用。通过该病例眼眶CT的冠状位无法进行该判断，而水平位可以清晰显示眼环，可见该异物末端位于眼环内，从而判断异物穿通巩膜，而非只穿通至巩膜板层。若眼眶CT显示金属异物伪影大，无法判断异物是否穿通巩膜时，需要按异物已经穿通巩膜来处理，进行手术探查。

眼眶CT还可以判断异物穿入眼内的形状及长度。该病例眼眶CT显示巩膜异物嵌入部分短且直，直接拔取不会导致医源性损伤。若异物嵌入眼内部分呈弧形，拔取时需要沿着异物弧度缓慢拔取，以免造成医源性损伤；若异物嵌入眼内部分呈钩状甚至其他不规则形状，则需要行玻璃体切割术（简称玻切术），甚至需要联合晶状体摘除术，将异物经玻璃体腔取出。

对于巩膜异物，判断该异物穿通巩膜的部位位于锯齿缘前或者锯齿缘后同样重要，而锯齿缘对应眼表的位置基本可参照四条眼直肌在巩膜附着点的连线。若巩膜异物穿通巩膜的位置位于该连线前，则基本不需要处理视网膜损伤，若位于该连线后，则往往已经损伤视网膜，需要进一步处理视网膜损伤，如冷凝视网膜裂孔或行玻璃体切割术。

该病例根据眼眶CT可判断巩膜异物穿通巩膜，异物嵌入眼内部分短且直，异物穿通巩膜的位置位于视网膜锯齿缘前，则可初步判断该异物损伤视网膜的可能性小。建议手术室急诊行"左眼巩膜异物取出术"，但患者由于经济原因，要求尝试于裂隙灯下施行该手术。考虑异物一端暴露于眼表，且异物直径小，在充分告知患者病情、风险及可能的并发症后，于裂隙灯下尝试直接拔取异物。拔除后观察巩膜伤口是否有渗漏、玻璃体嵌顿及细小异物残留嵌顿，若有，则进手术室进一步行巩膜清创缝合术。术后给予局部抗感染、抗炎等治疗，并进一步进行眼部辅助检查，明确眼部其他损伤。

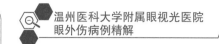

【巩膜异物】

巩膜异物一般有异物溅伤、扎伤等病史。部分巩膜异物可于查体时直接发现，但部分巩膜异物在查体时不易被发现。眼眶 CT、眼部 B 超可排查异物。

若巩膜异物为铜、铁等金属异物，眼眶 CT 可判断异物的位置、数量、大小及形状，因金属异物有明显伪影，可用骨窗位降低伪影造成的影响，还可借助 X 线眼眶正侧位片进一步明确异物的实际大小及形状。若巩膜异物为植物、毛发等，眼眶 CT 显影差，可根据眼部 B 超来粗略判断异物的位置及数量。

根据巩膜异物是否穿通巩膜及穿入眼内部分的异物形状等情况的不同，选择不同的治疗方案。

若异物未穿通巩膜，行巩膜异物取出术，给予局部抗感染、抗炎等治疗。

若异物穿通巩膜，术前判断穿入眼内部分异物的形状，可根据形状选择行巩膜异物取出术，必要时联合巩膜清创缝合术，甚至可能需要联合玻璃体切割术和晶状体摘除术，将异物经玻璃体腔取出。术后给予局部抗感染、抗炎等治疗，并进一步进行眼部辅助检查，明确眼部其他损伤。

赵振全主任病例点评

临床上发现巩膜表面异物嵌顿时，需要慎重对待，不可贸然直接拔除，须基于眼眶 CT 检查，明确异物的完整形态、深度，以及与眼内组织结构之间的关系后，再决定治疗方案，以免造成医源性损伤。若异物为塑料、植物等，眼眶 CT 显影差，条件允许时可联合眼部 B 超，若仍无法判断上述情况，为避免医源性损伤，可以行

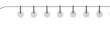

玻璃体切割术，在明确异物及眼内组织情况后再行异物取出。

　　该患者原则上需要进手术室行巩膜异物取出，但是患者因为经济原因，要求尝试裂隙灯下异物取出。考虑该患者异物细、巩膜伤口小，穿入眼内部分直且短、未损伤晶状体及视网膜等眼内组织，沿着异物走向拔除操作简单且损伤眼内结构的可能性小，拔除后密闭性较好，因此可以在充分告知、患者知情同意的情况下于裂隙灯下拔除异物。

　　对于查体未见异物的外伤患者，也需要行眼眶 CT 或者联合眼部 B 超，避免漏诊球壁异物和眼内异物。

　　异物取出后要注意送检细菌、真菌涂片及培养，找到明确的病原菌后，可以针对性使用敏感药物，而不需要使用广谱药物。

参考文献

1. 李凤鸣，谢立信. 中华眼科学. 3 版. 北京：人民卫生出版社，2014.

2. 肖天林，吴文灿，王勤美. 眼外伤临床精粹. 武汉：湖北科学技术出版社，2013.

3. Kuhn. Ocular Traumatology. Berlin：Springer，2008.

4. SHITOLE S C，BAROT R K. A rare presentation of two cases of metallic intrascleral foreign body entry through upper eyelid. Journal of clinical and diagnostic research：JCDR，2016，10（4）：ND8 – ND10.

（陈晓蒙　整理）

病例 4
角膜清创缝合术后缝线调整

病历摘要

【基本信息】

患者，女性，63 岁。

主诉：左眼被钢丝戳伤后视物模糊 1 天。

现病史：患者 1 天前因左眼被钢丝戳伤后出现视物模糊，伴热泪涌出，伴眼红、眼痛，无恶心、呕吐，至当地医院就诊，诊断"左眼角膜穿通伤"，行角膜清创缝合术，术后予以常规抗炎、抗感染治疗。现患者为求进一步诊治来我院就诊，门诊拟以"左眼角膜清创缝合术后（对合欠佳），左眼前房积血"收治入院。

既往史：患者 20 余年前于外院行"右下肢骨折手术"（具体不详），6 年前于外院行"子宫内膜息肉切除术"（具体不详）。

自受伤以来，神志清，精神可，生命体征平稳，二便无特殊。

【体格检查】

全身及一般状态无特殊。

【眼科检查】

裸眼视力：右眼0.4，左眼LP。

眼压：双眼指测 Tn。

右眼结膜无充血，角膜中央可见小片状斑翳样混浊，余角膜透明，前房中深，房水清，虹膜纹理清晰，瞳孔圆，直径约3 mm，直接对光反射存在，晶状体混浊，玻璃体絮状混浊，眼底显示小瞳下见视盘界清色红，C/D = 0.3，黄斑中心凹反光未见，后极部视网膜平伏。左眼结膜充血、水肿，角膜水肿，8点位中周部角膜可见一倒"Y"形全层裂伤，延伸至4点位角巩膜缘，长约10 mm，缝线在位，对合欠佳，前房内可见大量积血，余眼内结构窥不清。

【辅助检查】

前段照相（图4-1）。

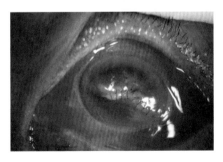

入院当天眼前段照相，Ⅰ期角膜缝合后1天。

图4-1　前段照相

【诊断】

左眼角膜清创缝合术后（对合欠佳），左眼前房积血，右眼年龄相关性白内障。

【治疗及随访】

1. 入院后完善相关术前检查，在Ⅰ期角膜清创缝合术后 1 天行左眼角膜缝线调整术。

2. 术后 2 个月，通过图 4 - 2 可以看到，经角膜缝线重新调整，角膜形态得到了非常明显的改善，角膜组织的水肿情况也大有改善。

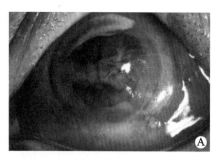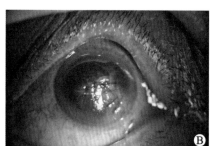

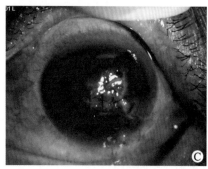

A. 角膜缝线调整术后第 1 天；B. 角膜缝线调整术后第 6 天；C. 角膜缝线调整术后 2 个月。

图 4 - 2　治疗后前段照相

病例分析

【病例特点】

1. 患者，女性，63 岁，主诉"左眼被钢丝戳伤后视物模糊 1 天"。

2. 已在外院行Ⅰ期"左眼角膜清创缝合术"。

3. 眼科检查：左眼结膜充血，角膜形态呈椭圆形，缝线处角膜皱褶隆起，水肿混浊，对合不佳，前房内可见大量积血，余眼内结构窥不清。

【鉴别诊断】

无须鉴别。

【治疗思路】

1. 由于Ⅰ期的角膜缝合情况不佳，导致角膜形态变形严重，水肿消退慢，严重影响外伤的Ⅱ期手术治疗。

2. 考虑到患者角膜损伤严重，可能存在角膜组织缺损，术前做好充分准备，准备羊膜或者异体角膜组织。

3. 根据眼球裂伤清创缝合原则重新缝合。

4. 改善角膜屈光状态，对患者最终的视力预后有极大的帮助，也为后期眼内修复手术提供良好的屈光保障。

【角膜穿通伤】

角膜由于解剖位置靠前，在受伤过程中首当其冲，极易受到损害；而造成损伤的外物千奇百怪，角膜伤口的大小、形态各异，缝合就需要一定的理论基础和技巧；大部分眼外伤经过急诊Ⅰ期的处理之后，往往需要Ⅱ期进一步手术治疗，所以Ⅰ期角膜伤口处理的好坏，对Ⅱ期手术的处理有着至关重要的影响。

赵振全主任病例点评

该病例角膜裂伤已累及角巩膜缘，Ⅰ期缝合存在的问题主要有3个，一是角巩膜缘伤口未原位对合，导致一步错步步错，整体角膜伤口发生错位；二是角膜伤口缝合未做到等张等容；三是缝线缝合过紧过密，最终导致角膜缝合之后变形严重。

角膜伤口缝合的总体原则如下。

1. 角膜清创缝合主要采用 10-0 的尼龙缝线，不可吸收，为伤口愈合提供充足的时间保证；最常用的缝合方式为间断缝合。

2. 角膜缝合需要做到等张等容对位缝合，包括角膜切线及法线方向的对位。

3. 角膜缝合的深度要达到角膜厚度的 90%，部分情况可以全层缝合，优先保证后弹力层及内皮层的对合，对术后角膜伤口水肿的消退及瘢痕减轻有积极作用。

4. 角膜缝线越接近瞳孔中央，跨度宜减小，针距宜加宽。

5. 对于伤口到达角膜缘的，先将角膜缘对齐缝合，对于成角的伤口，先将尖端对位缝合。

6. 角膜伤口缝合理论上须水密或者气密，但是针对部分病例，为减少缝合术后的角膜散光，轻微的渗漏是可以接受的，不必过于强求绝对的水密、气密，导致缝线过紧过密，可以术中、术后灵活运用黏弹剂、角膜接触镜等辅助材料。

参考文献

1. 庞秀琴. 同仁眼外伤手术治疗学. 北京：北京科学技术出版社，2006.

2. 符艳丽. 屈光性缝合在角膜穿孔伤中的应用. 中华眼外伤职业眼病杂志，2010，32（2）：136 - 138.

（魏文龙　整理）

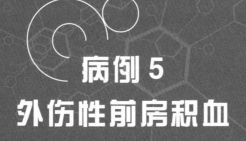

病例 5
外伤性前房积血

病历摘要

【基本信息】

患者，男性，55 岁。

主诉：左眼被鞭炮碎片溅伤后视物模糊 2 天。

现病史：患者 2 天前不慎被鞭炮碎片溅伤左眼后出现视物模糊，伴眼红、眼痛，伴头痛，呕吐 1 次，非喷射性，呕吐物为胃内容物。至当地医院急诊就诊，诊断"左眼前房积血，左眼眼球钝挫伤"，给予马来酸噻吗洛尔滴眼液、布林佐胺滴眼液、酒石酸溴莫尼定滴眼液点眼，甘露醇注射液静脉滴注降眼压治疗，症状稍微好转。为求进一步诊治，今来我院就诊，门诊拟以"左眼前房积血"收住入院。

自受伤以来，患者神志清，精神不佳，胃纳可，睡眠可，二便无特殊。否认全身疾病病史。

【体格检查及相关病史】

全身及一般状况无特殊，患者 2 年前因"双眼年龄相关性白内障"于我院行"左眼晶状体超声乳化吸除并人工晶体植入术"，手术顺利，术后恢复可。

【眼科检查】

裸眼视力：右眼 0.8，左眼 FC/BE。

眼压：右眼 14.0 mmHg，左眼 42.0 mmHg。

右眼结膜无充血，角膜透明，前房浅，周边前房深度约 1/4 角膜厚度（corneal thickness，CT），1 点位见虹膜周切口通畅，房水清，虹膜纹理清晰，瞳孔圆，直径约 3 mm，对光反射存在，晶状体混浊 C1N2P1，玻璃体絮状混浊，眼底隐见视盘界清色可，C/D = 0.3，后极部视网膜平伏，黄斑中心凹反光未见。左眼结膜轻度充血，角膜轻度水肿，前房较浅，周边前房深度约 1/4 CT，房水血性混浊，前房大片凝血块沉积，余眼内结构窥不清。

【辅助检查】

（1）左眼前段照相（图 5 - 1）。

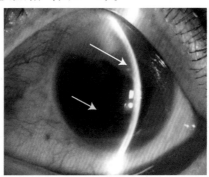

角膜轻度水肿，前房较浅，周边前房深度约 1/4 CT，白色箭头处房水血性混浊，黄色箭头处前房大片凝血块沉积。

图 5 - 1　左眼前段照相

（2）眼眶 CT：无明显异常。

（3）眼部 B 超：右眼玻璃体轻度混浊、后脱离，左眼玻璃体轻度混浊、后脱离。

（4）UBM：左眼前房积血，周边房角较窄。

【诊断】

左眼前房积血，左眼高眼压症，左眼眼球钝挫伤，左眼人工晶状体眼，右眼年龄相关性白内障。

【治疗及随访】

1. 告知患者疾病特点及预后。

2. 患者保持头高位，静卧制动，给予局部激素、抗生素预防感染、抗炎治疗，抗青光眼药物降眼压治疗，以及止血药物等对症治疗。2 天后前房积血无明显吸收，出现大片凝血块沉积，患者头痛明显，且眼压维持在 40～50 mmHg。与患者详细沟通病情及治疗方案后，行左眼前房冲洗术，术中冲洗前房积血后见瞳孔圆，人工晶状体在位。

3. 术后第一天复查，左眼裸眼视力为 0.1；右眼眼压为 11.5 mmHg，左眼眼压为 9.5 mmHg。左眼角膜轻度水肿，前房较浅，房水闪辉（＋），周边前房深度约 1/4 CT，瞳孔圆，人工晶状体透明位正，眼底视盘界清色淡红，C/D = 0.4，黄斑中心凹反光未见。术后 1 周、2 周、1 个月、3 个月定期随访。术后 3 个月复查可见左眼结膜无明显充血，角膜透明，前房偏浅，房水清，人工晶体在位（图 5－2），左眼裸眼视力为 0.3，矫正视力为 －1.50/ －1.00×177 = 0.8，眼压正常，无视网膜脱离等并发症。

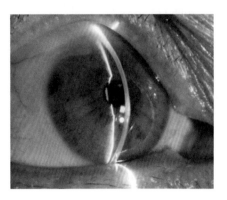

图 5-2 术后 3 个月左眼前段照相

病例分析

【病例特点】

1. 患者左眼钝挫伤后视物模糊 2 天。

2. 眼科检查：左眼结膜轻度充血，角膜轻度水肿，房水血性混浊，前房大片凝血块沉积，余眼内结构窥不清。B 超提示无明显玻璃体积血。

【诊断思路】

结合患者外伤病史及体征，可以明确诊断为"左眼前房积血、左眼高眼压症、左眼眼球钝挫伤、右眼年龄相关性白内障"。

【治疗思路】

1. 详细检查眼部情况，排除视网膜脱离等炎性并发症。

2. 患者保持头高位，减少活动，给予局部激素抗感染、抗炎治疗，阿托品眼用凝胶减少虹膜后粘连，止血药物促进凝血，抗青光眼控制眼压等保守治疗。

3. 保守治疗无明显好转，眼压不能有效控制，给予局部麻醉下行前房穿刺冲洗术。

【外伤性前房积血】

由外伤引起的眼内血管破裂或渗透性增加使血液积聚在前房称为外伤性前房积血，多见于眼球钝挫伤。其他常见的原因为内眼手术术后、虹膜新生血管，以及一些血液类疾病或者眼部肿瘤。

少量前房积血可表现为血性房水，若出血量增多，可由于重力作用在前房形成液平面。根据出血量的多少，前房积血可以分为4个等级：Ⅰ级，前房积血 < 1/3 前房体积；Ⅱ级，前房积血占前房体积的 1/3 ~ 1/2；Ⅲ级，前房积血 > 1/2 前房体积；Ⅳ级：前房积血充满整个前房。前房积血根据出血量的不同会造成不同程度的视力下降。大量前房积血若不能及时吸收，红细胞及其碎片将堵塞小梁网，引起高眼压及继发性青光眼；Ⅲ级以上的前房积血若不积极治疗，约25%会发生继发性青光眼。长期的眼压升高会损伤视神经，产生视盘凹陷性萎缩和视野损害；亦可损伤内皮，含铁血黄素沉积于角膜基质，形成角膜血染，严重影响视力。部分前房积血患者在创伤后愈合过程中，血凝块和纤维蛋白的溶解和收缩对血管结构产生牵拉作用，引起继发性前房再出血，多发于伤后 2 ~ 5 天，因此应注意前房积血患者的门诊随访。

对于中少量的前房积血，一般采取保守对症治疗。患者保持头高位，减少活动，可以减少再次出血的风险。散瞳和睫状肌麻痹剂可以防止虹膜后粘连，减少睫状体、虹膜活动造成的出血；糖皮质激素的应用，可以降低虹膜后粘连形成的风险，稳定血眼屏障，减少血液流入前房；若眼压升高，应同时应用抗青光眼药物降眼压治疗。

若保守治疗效果不佳，可以采取前房穿刺冲洗和血凝块清除术，若眼压无法有效控制，需要进一步行抗青光眼手术。有学者认

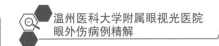

为是否采取前房穿刺冲洗术可以从以下几个方面考虑：①眼压不能有效控制，维持 50 ~ 60 mmHg 超过 2 天，建议手术治疗防止损害视神经；②前房积血Ⅳ级且维持眼压 25 mmHg 以上超过 5 天，建议手术治疗以防止角膜血染；③保守治疗效果差，前房出现凝血块或者保守治疗 8 天后前房积血仍 > 1/2 前房体积；④出现角膜血染，建议立即进行手术。

🏥 柯治生主任病例点评

外伤性前房积血多见于钝挫伤，可以造成视力急剧下降，引起一系列并发症。由于现代显微镜手术技术地不断发展，借助各种器械及黏弹剂维持前房，手术相对变得比较安全。根据患者的症状、体征及手术医师对手术的把握，可以稍微放宽手术的适应证，适当提早进行手术治疗。此患者前房大片凝血块无明显吸收，且眼压维持在 40 ~ 50 mmHg，保守治疗效果不佳，综合考虑患者的症状和治疗的意愿，积极采取前房穿刺冲洗术，可取得不错的效果。

参考文献

1. BANSAL S, GUNASEKERAN D V, ANG B, et al. Controversies in the pathophysiology and management of hyphema. Surv Ophthalmol, 2016, 61（3）: 297 - 308.

2. 李凤鸣,谢立信. 中华眼科学. 3 版. 北京：人民卫生出版社,2014.

3. 肖天林,吴文灿,王勤美. 眼外伤临床精粹. 武汉：湖北科学技术出版社,2013.

（林祖顺　整理）

笔记

病例 6
人工晶状体虹膜缝合固定
引起迟发性前房积血

病历摘要

【基本信息】

患者，女性，49 岁。

主诉：左眼视物不清 2 周。

现病史：患者 2 周前无明显诱因出现左眼视物不清，无眼红、眼痛，无头晕、头痛、恶心、呕吐等症状。曾就诊于我院，给予保守治疗，2 周以来视物不清症状无明显好转，今再次来我院就诊，拟以"左眼玻璃体积血"收住入院。

既往史：20 年前有左眼外伤史，具体不详，受伤后未诊治，自诉受伤后即出现视力下降。2013 年 7 月因"左眼晶状体

不全脱位"行"左眼超声乳化吸除术并人工晶状体植入＋囊袋
张力环植入＋前段玻璃体切割术"。2013年11月因"左眼人工
晶状体脱位"行"左眼人工晶状体调位术"，术中将人工晶状
体两祥缝于虹膜上，术后3个月复查最佳矫正视力0.16，后未
与我院复查。

自发病以来，神志清，精神可，生命体征平稳，二便无特殊。
否认外伤史，否认全身疾病病史。

【体格检查】

全身及一般状态无特殊。

【眼科检查】

裸眼视力：右眼0.8，左眼LP。

主觉验光：右眼 $-1.50 \times 90 = 1.0$，左眼无提高。

眼压：右眼13.1 mmHg，左眼24 mmHg。

左眼角膜轻度水肿，前房深度可，房水血性混浊，隐见虹膜及
瞳孔，瞳孔近圆，对光反射迟钝，直径约3 mm，余眼内结构窥不
入。右眼查体无特殊。

【辅助检查】

1. 实验室检查

无特殊。

2. 特殊检查

（1）眼前段照相（图6-1）。

（2）眼部B超（图6-2）。

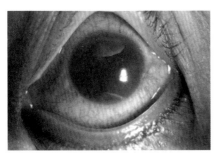

图6-1　眼前段照相

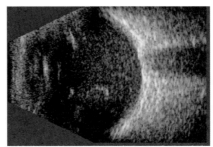

图6-2　眼部B超

【诊断】

左眼玻璃体积血，左眼前房积血，左眼人工晶状体眼，左眼高眼压症。

【治疗及随访】

行左眼玻璃体切割＋前房冲洗＋人工晶状体调位＋人工晶状体巩膜缝合固定术，术中探查眼底见跨过黄斑区、与视盘平行的弧形瘢痕，颞上方赤道部血管旁见1个1/2视盘直径（papilla diameter，PD）大小的裂孔，视网膜平伏，血管走行可，未见出血点、渗出、血管白线等改变，激光封闭裂孔；将囊袋张力环取出后，探查见人工晶状体两襻悬吊于虹膜，将人工晶状体自虹膜取下，悬吊于巩膜。

术后3个月复查，未见复发出血，最佳矫正视力0.1。

病例分析

【病例特点】

患者无全身病史，既往左眼因外伤行晶状体摘除和人工晶体虹膜缝合固定术，后无再次外伤史，此次无明显诱因出现前房积血伴玻璃体积血。

笔记

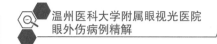

【诊断及治疗思路】

根据患者的体征及 B 超诊断玻璃体积血、前房积血明确，但积血原因尚不清楚，患者无全身疾病史，对侧眼查体无特殊，无法从对侧眼推断术眼出血原因。经过保守治疗，玻璃体积血及前房积血无明显吸收，眼压约 24 mmHg，若为单纯的前房积血，可考虑继续保守治疗观察，但患者合并玻璃体积血，已符合玻璃体切割术适应证，故我们行玻璃体切割术的同时行前房冲洗术，以清除积血、寻找出血原因、控制眼压。

【前房积血】

前房积血多见于眼球钝挫伤。根据积血的多少表现为不同程度的视力下降，可引起继发性高眼压、角膜血染等。在保守治疗效果不佳，前房全腔积血且为血凝块、眼压大于 50 mmHg、合并角膜血染、血影细胞继发青光眼的情况下，需行前房冲洗术。玻璃体积血主要见于糖尿病性视网膜病变、视网膜静脉阻塞、视网膜裂孔和孔源性视网膜脱离、特发性视网膜血管炎及眼外伤等，在未行玻璃体切割术的情况下，极少会引起前房积血。开放性眼外伤引起的玻璃体积血、中重度玻璃体积血保守治疗无吸收或合并视网膜脱离时，需行玻璃体切割术，以清除积血，寻找出血原因。

人工晶状体移位的治疗方法包括前房型人工晶状体、后房巩膜或虹膜固定。文献报道称，人工晶状体虹膜缝合固定术后人工晶状体稳定，较少出现人工晶状体倾斜，术源性散光较小，具有较好的视力预后；但其术后有色素播散、葡萄膜炎－青光眼－前房积血综合征和黄斑水肿等并发症，因虹膜缝合位置较前，术后常出现屈光偏差。以往有术后早期前房积血的报道，但术后较长时间出现前房积血的情况未见报道。本例患者此次明确否认外伤史，无全身疾病病史。详细询问既往史，患者6年前曾行人工晶状体调位、人工晶状体虹膜悬吊术，术中将人工晶状两袢悬吊于虹膜上，未行囊袋张力环取出。术后早期无明显并发症，而随着时间推移，由于瞳孔活动，悬吊线和囊袋张力环对局部虹膜造成机械性摩擦，具有导致虹膜血管破裂出血的可能；另外患者只做了前段玻璃体切割术，故来自视网膜的积血通常被玻璃体局限，到达前房的可能性较小。玻璃体积血的来源可能有2种，一是来自前房的血液流入玻璃体腔，二是来自视网膜的血液。切除玻璃体后探查眼底，未见出血点、渗出、血管白线等改变，且患者否认糖尿病、高血压病史，排除糖尿病性视网膜病变、视网膜静脉阻塞和特发性视网膜血管炎；在颞上方赤道部血管旁见裂孔，不能排除由裂孔引起的玻璃体积血，但裂孔未跨过血管，未造成血管的撕裂，故其造成出血的可能性较小。综上，考虑患者前房及玻璃体积血来自虹膜组织出血的可能性较大。

另外，本例患者术后3个月最佳矫正视力为0.1，对比2013年人工晶状体调位术后最佳矫正视力无明显变化，提示人工晶状体虹膜缝合术后晚期出血短时间内对视力影响较小。其视力较差与黄斑区的瘢痕有关，该瘢痕在2013年手术前即存在，对比前后眼底照片未见明显变化，推测可能是陈旧性眼钝挫伤造成的脉络膜、视网膜损伤形成的瘢痕。

赵振全主任病例点评

对于不明原因的眼内出血患者，对病史的询问尤为重要。人工晶状体脱位后将原人工晶状体悬吊于虹膜的手术方式，虽然术后早期较为稳定，但根据本病例分析，由于瞳孔的活动、缝线对虹膜的机械性摩擦，可能导致虹膜血管破裂，有晚期出血的风险；由于虹膜缝合位置较前，术后常有不同程度的屈光偏差；另外，虹膜固定的手术方式对虹膜要求较为严格，具有虹膜萎缩、虹膜缺损等情况不适于此种手术方式。综上，人工晶状体巩膜缝合术可能更为安全。但在一些特殊情况下，如广泛结膜瘢痕无法暴露巩膜时，行人工晶状体虹膜缝合固定是更好的选择。

参考文献

1. 李凤鸣，谢立信. 中华眼科学. 3 版. 北京：人民卫生出版社，2014.

2. 肖天林，吴文灿，王勤美. 眼外伤临床精粹. 武汉：湖北科学技术出版社，2013.

3. CAPOROSSI T, TARTARO R, FRANCO F G, et al. IOL repositioning using iris sutures：a safe and effective technique. Int J Ophthalmol，2019，12（12）：1972 - 1977.

4. FARIA M Y, FERREIRA N P, Canastro M. Management of dislocated intraocular lenses with iris suture. Eur J Ophthalmol，2017，27（1）：45 - 48.

（王司仪　整理）

笔记

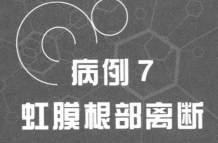

病例 7
虹膜根部离断

病历摘要

【基本信息】

患者，男性，37 岁。

主诉：左眼被石子击伤后视物不清 6 小时。

现病史：患者 6 小时前工作时左眼被石子击伤后出现视物不清，伴眼红、眼痛、眼胀，无热泪涌出感，无分泌物增多等不适。遂来我院就诊，急诊拟以"左眼外伤性虹膜根部离断"收住入院。

自受伤以来，神志清，精神可，生命体征平稳，二便无特殊。

【体格检查】

全身及一般状况无特殊。

【眼科检查】

裸眼视力：右眼 0.9，左眼 HM/BE。

眼压：右眼 16.1 mmHg，左眼 21.0 mmHg。

左眼结膜轻度充血，角膜透明，前房深，6~9 点位虹膜根部离断，瞳孔欠圆，直径约 6 mm，晶状体混浊，眼底窥不入。右眼检查无特殊。

【辅助检查】

（1）UBM（图 7-1）：左眼虹膜根部离断，房角形态异常。

（2）前段照相（图 7-2）：左眼结膜轻度充血，角膜透明，前房深，箭头处见 6~9 点位虹膜根部离断。

（3）眼部 B 超：双眼玻璃体轻度混浊、后脱离。

（4）眼眶 CT 等其余术前检查无明显异常。

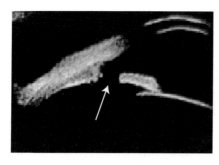

图 7-1　UBM

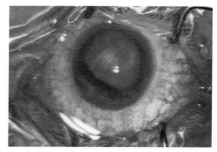

图 7-2　前段照相

【诊断】

左眼外伤性虹膜根部离断，左眼外伤性白内障。

【治疗及随访】

1. 告知患者疾病特点及预后。

2. 建议患者行"左眼虹膜根部离断修复术 + 白内障超声乳化吸除 + 人工晶状体植入术"。

笔记

3. 术中行白内障超声乳化后，于虹膜根部离断处角膜缘做角膜缘反向巩膜隧道，自虹膜离断处角膜缘后 1 mm 直针穿过巩膜隧道入前房，自距虹膜离断根部 0.5 mm 处穿过，从对侧侧切口穿出，调转针头从侧切口进入前房，穿过虹膜根部并从巩膜隧道穿出，收紧缝线，调整虹膜位置，从巩膜隧道挑出两根线并打结，调整线结松紧合适，线结埋入反向巩膜隧道，如虹膜根部离断手术修复示意图（图 7-3）所示。

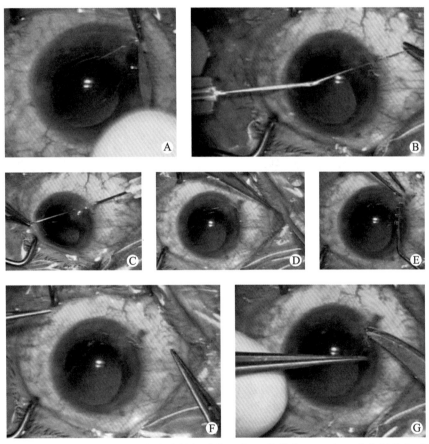

A. 于虹膜根部离断处角膜缘做角膜缘反向巩膜隧道；B. 自虹膜离断处角膜缘后 1 mm 直针穿过巩膜隧道入前房，自距虹膜离断根部 0.5 mm 处穿过，从对侧侧切口穿出；C. 调转针头从侧切口进入前房；D. 穿过虹膜根部并从巩膜隧道穿出；E. 收紧缝线，调整虹膜位置，从巩膜隧道挑出两根线并打结；F/G. 调整线结松紧合适，线结埋入反向巩膜隧道。

图 7-3 虹膜根部离断手术修复示意图

4. 术后第 1 天复查，右眼裸眼视力为 0.9，左眼裸眼视力为 0.8；右眼眼压为 17.3 mmHg，左眼眼压为 15.8 mmHg。左眼结膜轻度充血，角膜 8 点位反向巩膜隧道闭合良好，鼻下虹膜根部离断复位，人工晶状体在位（图 7 - 4）。术后 1 周、2 周、1 个月（图 7 - 5，UBM 提示大部分虹膜根部附着于睫状体前部，虹膜根部离断复位良好）、3 个月定期随访，病情稳定，未发现视网膜脱离等并发症。术后 3 个月复查，右眼裸眼视力为 0.9，左眼裸眼视力为 0.9；右眼眼压为 15.3 mmHg，左眼眼压为 13.5 mmHg。左眼结膜无充血，角膜透明，瞳孔尚圆，对光反射存在，人工晶状体居中，眼底视网膜平伏。

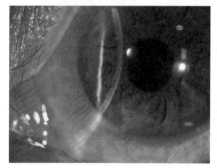

图 7 - 4　术后第 1 天前段照相

提示大部分虹膜根部附着于
睫状体前部。

图 7 - 5　术后 1 个月 UBM

病例分析

【病例特点】

1. 患者为左眼受伤后视物不清 6 小时。

2. 眼科检查：左眼 6 ~ 9 点位虹膜根部离断，瞳孔欠圆，晶状体混浊。

【诊断思路】

结合患者外伤病史及体征，可以明确诊断为"左眼外伤性虹膜根部离断，左眼外伤性白内障"，无须鉴别诊断。

【治疗思路】

1. 要评估晶状体的混浊程度和虹膜根部离断范围对视力的影响，是否存在其他并发症。

2. 若虹膜根部离断范围小，没有畏光、重影、视力下降等症状，无其他并发症，可以密切观察病情。

3. 此病例外伤性白内障混浊影响视力，且虹膜根部离断近1个象限，可以合并进行手术治疗。

【虹膜根部离断】

眼外伤虹膜根部离断是眼外伤的一种常见并发症。当眼球遭受挫伤时，虹膜根部因眼球受压，角膜巩膜环扩大及瞳孔括约肌收缩，使虹膜根部变薄，房水向虹膜的冲击力使其向后房压陷，导致虹膜根部离断。若虹膜根部离断范围小，需要借助房角镜观察；大范围的离断可以在裂隙灯下观察，此时离断一侧的瞳孔缘变直，呈"D"形瞳孔。若眼外伤虹膜根部离断范围小或者位置发生在上方被眼睑覆盖，患者一般不发生视觉障碍，可以保守观察；若离断范围较大，出现双瞳孔、瞳孔变形或移位，将导致患者视功能受到明显影响，当患者出现单眼复视、畏光、眩光等症状时，需行手术治疗。手术治疗的目的是复位离断的虹膜组织，重塑瞳孔，改善眼部外观，解除复视、眩光等症状。

目前修复虹膜根部离断的手术方法主要有开放式修复方法和闭合式修复方法。开放式修复方法包括将虹膜根部嵌顿于角膜缘切口

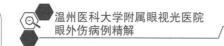

的嵌顿法和将虹膜断端缝合在角膜缘切口后唇的角膜缘切口修复法。闭合式修复方法包括单针直接缝合法、单针鞋带缝合法和改良褥式缝合法等。虹膜根部离断修复术的主要并发症为前房积血，损伤房角小梁网导致眼压升高，线结外露，产生结膜瘢痕，出现异物刺激感，甚至引起眼内炎。

柯治生主任病例点评

外伤性虹膜根部离断是否需要手术取决于患者的体征和症状。针对目前国内外手术方式的不足，我们提出了一种新的手术方式，即反向巩膜隧道虹膜根部离断修复术，无须剪开球结膜，避免做结膜瓣、巩膜瓣、电凝止血等操作，避免出现角膜切开、缝合的并发症，减少对眼球组织的创伤；降低手术难度，减少器械使用，临床应用更安全。线结埋于反向巩膜隧道内，可避免术后线结外露刺激和眼内炎的发生；无须行角膜缘较长切口，角膜侧切口小，保证在密闭条件下进行手术操作，减少感染，解剖复位，减少对小梁网的影响。多点结线方式能保证每针缝线张力均衡，避免拉豁虹膜或瞳孔失圆，降低眼内容物脱出风险，应用黏弹剂，前房维持良好，避免手术造成黄斑水肿。术中技巧方面：在针穿出离断的虹膜时，为了减少医源性离断范围和降低离断程度，可以从侧切口伸进一个虹膜恢复器或者调位钩辅助用力；如果使用带线双直针可以从对侧侧切口直接穿针到位，减少了缝针的翻折穿出，特别是降低了离断的医源性加重风险。至于外伤性白内障术中是否Ⅰ期植入人工晶状体，目前尚有争论，需要综合考虑患者病情，手术医师技巧，患者意愿等多方面因素。

参考文献

1. 肖天林，吴文灿，王勤美. 眼外伤临床精粹. 武汉：湖北科学技术出版社，2013：120.

2. RICHARDS J C，KENNEDY C J. Sutureless technique for repair of traumatic iridodialysis. Ophthalmic Surg Lasers Imaging，2006，37（6）：508－510.

3. SILVA J L，PÓVOA J，LOBO C，et al. New technique for iridodialysis correction：Single－knot sewing－machine suture. Journal of Cataract & Refractive Surgery，2016，42（4）：520－523.

4. VOYKOV B. Knotless technique for iridodialysis repair. Clinical and Experimental Ophthalmology，2016，44（2）：135－136.

（林祖顺　整理）

笔记

病例 8
单纯渗出性睫状体脱离

病历摘要

【基本信息】

患者，男性，34 岁。

主诉：右眼被拳头击伤后视物模糊 2 小时。

现病史：患者 2 小时前右眼被拳头击伤后出现视物模糊，伴眼红、眼痛，无视物遮挡、视物变形，无头痛、头晕，无恶心、呕吐等不适，未经诊治，现来我院门诊就诊。

既往史：既往有胃溃疡病史 1 年，目前控制可。否认既往右眼屈光不正病史。

自受伤以来，神志清，精神可，未进食，未睡眠，二便未解。

【体格检查】

全身及一般状况无特殊。

【眼科检查】

裸眼视力：右眼 FC/50 cm，左眼 1.0。

眼压：右眼 10.5 mmHg，左眼 18.9 mmHg。

右眼结膜充血，球结膜下见少量积血，角膜透明，前房较左眼明显变浅，瞳孔圆，直径约 4 mm，直接、间接对光反射迟钝，晶状体透明，玻璃体絮状混浊，眼底见视盘界清色红，C/D 约 0.3，视网膜平伏，黄斑凹反光未见。左眼查体无特殊。

【辅助检查】

（1）主觉验光：右眼 −5.00/ −1.00×30 =0.9，左眼 −0.00 =1.0。

（2）右眼 UBM（图 8 −1）。

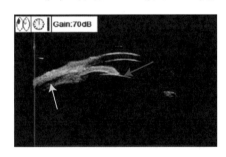
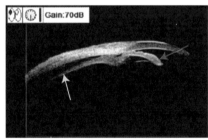
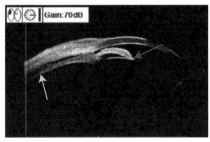
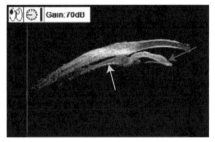

红色箭头处可见虹膜向前膨隆、前房变浅；黄色箭头处可见睫状体脱离。

图 8 −1　右眼 UBM

（3）B超（图8-2）。

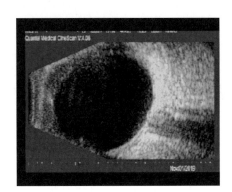

B超提示玻璃体轻度混浊。

图8-2　右眼B超

（4）右眼欧堡（图8-3）。

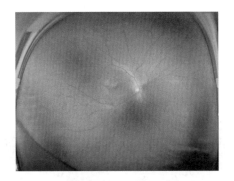

欧堡提示眼底无特殊。

图8-3　右眼欧堡

【诊断】

右眼单纯渗出性睫状体脱离，右眼眼球钝挫伤。

【治疗及随访】

1. 告知患者疾病特点及预后。

2. 给予妥布霉素地塞米松滴眼液、妥布霉素地塞米松眼膏抗炎及阿托品凝胶麻痹睫状肌治疗，考虑患者有胃溃疡病史，未予口服或静脉滴注激素。

笔记

3. 1 周后复查，右眼裸眼视力恢复至 1.0，右眼眼压为 14.7 mmHg，左眼眼压为 11.9 mmHg，眼部查体无特殊，UBM 检查未见睫状体脱离（图 8 - 4）。

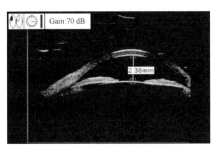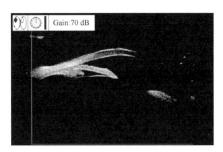

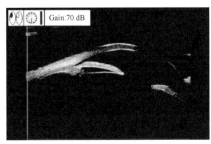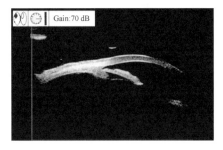

UBM 可见前房深度恢复正常，未见睫状体脱离。

图 8 - 4　1 周后复查 UBM

4. 3 个月后复查，右眼裸眼视力为 1.0，右眼眼压为 15.2 mmHg，左眼眼压为 15.6 mmHg，眼部查体无特殊。

病例分析

【病例特点】

1. 青年男性，右眼被拳头击伤后视物模糊 2 小时。

2. 眼科检查：右眼裸眼视力下降，眼压降低，前房明显变浅。

3. 辅助检查：医学验光显示右眼 - 5.00／ - 1.00 × 30 = 0.9，左眼 - 0.00 = 1.0；右眼 UBM 显示右眼浅前房、睫状体脱离。

笔记

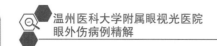

【诊断思路】

根据患者眼部外伤病史、裸眼视力下降、矫正视力佳、眼压降低、前房变浅及 UBM 结果，诊断为"右眼单纯渗出性睫状体脱离，右眼眼球钝挫伤"。该病例未合并脉络膜脱离，但多数病例常合并脉络膜脱离，需要与以下疾病鉴别。

1. 出血性睫状体脉络膜脱离：常发生于严重眼球钝挫伤、破裂伤或眼内手术后，由睫状体脉络膜血管破裂，血液积聚于睫状体脉络膜上腔引起。一般眼压增高或正常，破裂伤合并视网膜脱离或睫状体截离时，眼压可降低。B 超和 UBM 显示睫状体脉络膜上腔有密集点状高密度影。

2. 睫状体截离：外伤导致睫状体与巩膜突附着处分离，前房与睫状体脉络膜上腔交通，房水流入睫状体脉络膜上腔，导致睫状体脉络膜脱离。UBM 可显示上述变化。

【治疗思路】

单纯渗出性睫状体脱离以保守治疗为主，局部使用阿托品凝胶麻痹睫状肌、糖皮质激素滴眼液或眼膏抗炎，在排除全身激素禁忌证的情况下可静脉滴注或口服糖皮质激素抗炎。一般治疗 3～5 天后渗出开始减少，眼压逐步回升，绝大部分患者保守治疗可以治愈。对于少部分保守治疗无效者，需进一步排除原因，如是否存在未发现的睫状体截离、视网膜是否有裂孔等，可酌情于睫状体平坦部切开放液。

【单纯渗出性睫状体脉络膜脱离】

睫状体脉络膜脱离是睫状体脉络膜与巩膜之间的潜在间隙（睫状体脉络膜上腔）发生的分离。由于睫状体和脉络膜相连续，睫状体脱离时大多会累及邻近的脉络膜而引起睫状体脉络膜脱离。临床

笔记

分为渗出性睫状体脉络膜脱离和出血性睫状体脉络膜脱离。渗出性睫状体脉络膜脱离又分为单纯渗出性睫状体脉络膜脱离和伴发于睫状体截离的睫状体脉络膜脱离。

单纯渗出性睫状体脱离的发生机制：外伤或眼压突然改变（如抗青光眼滤过手术或硅油取出手术后2～3天）时，睫状体脉络膜血管通透性增高，发生浆液性渗出，液体集聚于睫状体脉络膜上腔，导致睫状体脉络膜脱离，但无血管的破裂出血。

临床表现：视物模糊，眼压低，前房变浅，可见脉络膜隆起。

辅助检查：UBM或前节OCT显示睫状体与巩膜突连接正常，睫状体的后方平坦部开始出现巩膜与睫状体脉络膜之间的透明间隙，未发现裂离口；累及脉络膜时B超显示脉络膜隆起。

根据患者病史（眼部外伤或眼压突然改变）、临床表现及辅助检查，可确诊"单纯渗出性睫状体脉络膜脱离"。

赵振全主任病例点评

典型的单纯渗出性睫状体脉络膜脱离的诊断及治疗一般并不复杂，但需注意与睫状体截离的鉴别。该病例可见患者前房变浅，屈光状态呈近视改变，前房深度恢复后，屈光状态也恢复正视。单纯渗出性睫状体脉络膜脱离多可见暂时性前房变浅，其发生和解决可能分别是通过睫状体的旋转和恢复来实现的，如图8-5所示：A、C. 显示睫状体脉络膜脱离，以黄色虚线表示；B. 由于脉络膜上腔间隙变大，导致睫状体旋转、前房深度降低；D. 由于脉络膜上腔间隙变窄，导致睫状体旋转恢复、前房扩大。

单纯渗出性睫状体脉络膜脱离可发生于钝挫伤后，也可发生于开放性眼外伤后，有眼部开放性损伤时眼压突然降低，睫状体脉络

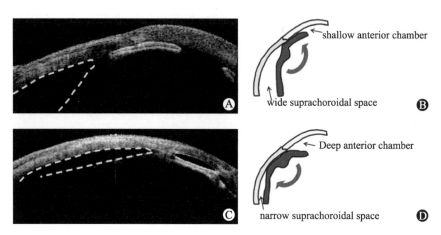

图 8-5 睫状体旋转和恢复示意

膜血管通透性增高，发生浆液性渗出，液体集聚于睫状体脉络膜上腔，导致睫状体脉络膜脱离；可见于抗青光眼滤过术与硅油取出术后，也可见于其他疾病，有文献报道曾见于感染性角膜炎患者。

当患者前房变浅、眼压降低时，需要检查 UBM 或前节 OCT，明确是否为单纯渗出性睫状体脉络膜脱离，若是，则药物治疗可治愈。若药物治疗后无好转，持续低眼压，需高度怀疑有小范围的睫状体截离未被发现，复查 UBM 或前节 OCT，必要时可缩瞳查房角镜。

参考文献

1. 肖天林，吴文灿，王勤美. 眼外伤临床精粹. 武汉：湖北科学技术出版社，2013.

2. 李凤鸣，谢立信. 中华眼科学. 3 版. 北京：人民卫生出版社，2014.

3. NISHIYAMA I, OIE Y, MATSUSHITA K, et al. Transient extremely shallow anterior chamber caused by ciliochoroidal detachment in a patient with Mycobacterium chelonae keratitis. Am J Ophthalmol Case Rep, 2019, 15: 100530.

4. AKAGI T, NAKANO E, NAKANISHI H, et al. Transient ciliochoroidal detachment after Ab interno trabeculotomy for open-angle glaucoma: a prospective anterior-

segment optical coherence tomography study. JAMA Ophthalmol, 2016, 134 (3):
304 – 311.

5. YAMANE S, INOUE M, ARAKAWA A, et al. Early postoperative hypotony and
ciliochoroidal detachment after microincision vitrectomy surgery. Am J Ophthalmol,
2012, 153 (6): 1099 – 1103.

（陈晓蒙　整理）

笔记

病例 9
睫状体截离单纯外路
直接缝合

病历摘要

【基本信息】

患者，男性，39岁。

主诉：左眼被手肘击伤后视物模糊45天。

现病史：患者45天前左眼被手肘击伤后出现视物模糊，伴眼红、眼痛，无视物变形、黑影遮挡，无头痛、恶心、呕吐等症状。至我院门诊就诊，诊断为"左眼球钝挫伤、左眼睫状体截离"，予以"阿托品凝胶、局部及全身激素"治疗。45天以来，患者门诊规律随访，定期复查眼部UBM见睫状体截离无明显好转。为求进一步治疗，门诊拟以"左眼睫状体截离"收住入院。

患者自受伤以来，神志清，精神可，胃纳可，睡眠安，二便无特殊。

【体格检查】

全身及一般状况无特殊。

【眼科检查】

裸眼视力：右眼0.2，左眼0.2。

主觉验光：右眼 $-2.75 = 1.0$，左眼 $-2.25/-1.50 \times 180 = 0.4$。

眼压：右眼11.3 mmHg，左眼8.2 mmHg。

左眼结膜无充血，角膜透明，前房中深，房水清，虹膜纹理清晰，瞳孔圆，药物性散大直径约5 mm，晶状体透明，玻璃体絮状混浊，眼底见视盘边界清色可，C/D约0.3，视网膜平伏，黄斑区视网膜皱褶。右眼查体无特殊。

【辅助检查】

（1）左眼UBM（图9-1）。

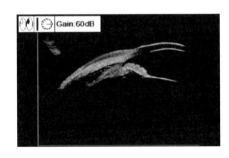
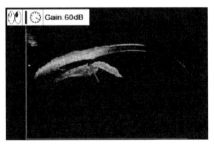

箭头处可见睫状体截离。因版面有限，未附其他UBM图片。UBM提示4~5点半位睫状体截离。

图9-1　左眼UBM

（2）左眼眼部B超（图9-2）。

（3）左眼黄斑OCT（图9-3）。

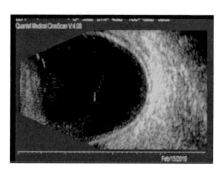

B 超提示脉络膜脱离。

图 9-2　眼部 B 超

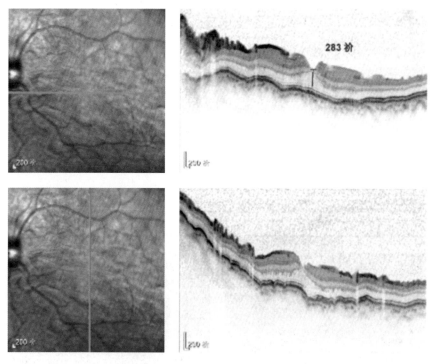

黄斑 OCT 提示黄斑区视网膜水肿、皱褶。

图 9-3　左眼黄斑 OCT

【诊断】

左眼睫状体截离，左眼脉络膜脱离，左眼球钝挫伤，双眼屈光不正。

【治疗及随访】

1. 告知患者疾病特点及预后。

2. 于球后阻滞麻醉下行"左眼睫状体缝合术"。

3. 术后予以阿托品凝胶麻痹睫状肌、局部及全身激素抗炎、局部抗生素预防感染治疗。

4. 3个月后复查，左眼矫正视力为1.0，右眼眼压为15.6 mmHg，左眼眼压为13.4 mmHg；UBM未见睫状体截离及脱离（图9-4）。

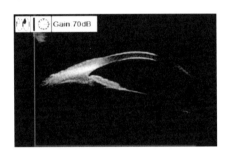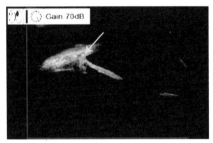

UBM未见睫状体截离及脱离，箭头处的点状高回声影为手术缝线。

图9-4　3个月后复查UBM

病例分析

【病例特点】

1. 青年男性，左眼被手肘击伤后视物模糊45天。

2. 眼科检查：右眼矫正视力为 -2.75 = 1.0，左眼矫正视力为 -2.25/ -1.50 ×180 = 0.4；右眼眼压为11.3 mmHg，左眼眼压为8.2 mmHg。左眼黄斑区视网膜皱褶。

3. 辅助检查：UBM提示睫状体截离，B超提示脉络膜脱离。

【诊断思路】

根据患者外伤病史、眼科检查及辅助检查，"左眼睫状体截离、左眼脉络膜脱离、左眼球钝挫伤、双眼屈光不正"诊断明确。鉴别诊断如下。

睫状体脱离：是睫状体脉络膜与巩膜的潜在间隙（睫状体脉络膜上腔）发生的分离，UBM 见睫状体与巩膜突连接正常，未见分离。

【治疗思路】

该患者睫状体截离经药物保守治疗无效，改行手术治疗。考虑患者未合并需要手术的晶状体、玻璃体视网膜疾病，选择行"直接睫状体缝合术"，即跨过睫状体截离区域做一板层巩膜瓣，再弧形全层切开剩余巩膜，在直视下间断缝合截离的睫状体至巩膜壁上（图9-5）。

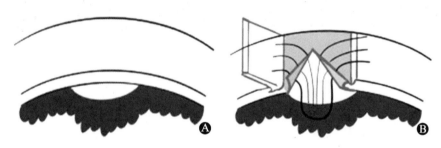

图 9-5　睫状体缝合术

【睫状体截离】

睫状体截离为睫状体与巩膜突附着处分离，前房与睫状体脉络膜上腔交通，房水流入睫状体脉络膜上腔，导致360°睫状体脉络膜脱离。通常由眼外伤所致，也可见于复杂的眼内手术。严重截离时，房水可很快渗入到黄斑部，引起黄斑部水肿，表现为视力下降、前房变浅、眼压低、脉络膜脱离、黄斑水肿皱褶等，黄斑水肿皱褶是造成视力下降的主要原因。邻近组织常常受累，如瞳孔散大、虹膜根部离断、前房积血、玻璃体疝、晶状体脱位及玻璃体混

笔记

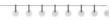

浊积血等。诊断主要依赖于 UBM 或前节 OCT，也可以查房角镜以明确睫状体截离。

睫状体截离的治疗分为保守治疗和手术治疗。保守治疗一般适用于截离范围在一个象限内，使用阿托品麻痹睫状肌及散瞳、局部及全身糖皮质激素抗感染治疗。药物治疗无效时，若患者无手术意愿，可选择激光光凝、经巩膜透热疗法或冷冻疗法，但成功率不高；若患者不排斥手术，则选择手术治疗。手术方法目前包括单纯外路睫状体缝合术（分为直接睫状体缝合术和透角膜或巩膜间接睫状体缝合术）、单纯内路睫状体缝合术、经外路填塞睫状体缝合术和经内路填塞睫状体缝合术。手术方法可以根据并发损伤是否存在及损伤程度、截离范围和外科医师对手术的熟悉程度来选择。

赵振全主任病例点评

根据该患者病史及 UBM 结果，可以明确诊断为"睫状体截离"，截离范围小（4～5 点半位），首先选择保守治疗，经保守治疗无效后行手术治疗，因为无合并其他需要手术处理的眼部损伤，选择直接睫状体缝合术。

该手术方法的成功主要取决于术前和术中正确的定位和准确估计截离的范围和数量。因此，必须术前进行 UBM 或前节 OCT 检查，明确睫状体截离情况，并掌握术前、术中的房角镜检查技术。该手术容易出现出血、晶状体损伤、术中低眼压、视网膜脱离及眼内炎等并发症，以及由于睫状体水肿，未能完全缝合截离的睫状体。有文献数据显示，一次缝合手术成功率为 50%，截离范围大时成功率低，术中联合冷冻可以提高成功率至 94%。

单纯的睫状体截离而不伴有其他眼内组织损伤时，视力下降主要是由低眼压引起的黄斑病变所致，一般是可逆的。有研究显示，在经历了长达 5 年的低眼压性黄斑病变后，眼压正常后视力仍可以显著恢复，视网膜增厚逆转。但也有研究发现，持续低眼压超过 6 个月的眼睛视力恢复的成功率有所降低，即使在长时间的黄斑病变逆转后，仍有不可逆视力丧失的中央凹外视网膜萎缩存在。

睫状体截离目前尚有许多问题亟待解决，如尚不清楚手术前采用保守治疗的时限，一般认为患者视力和眼压保持稳定，可采取保守治疗方法，并密切观察。此外，还不清楚睫状体截离范围的大小、患者年龄、外伤类型、合并病变及全身状况等因素是否影响睫状体截离的自然愈合或手术预后。

临床上对于眼球钝挫伤患者，我们需要慎重对待眼压问题，相对于高眼压，低眼压反而更容易被忽略。对于低眼压患者，需要行 UBM 或前节 OCT 检查，排查睫状体脱离、睫状体截离等睫状体疾病。

参考文献

1. 肖天林，吴文灿，王勤美. 眼外伤临床精粹. 武汉：湖北科学技术出版社，2013.

2. SELVAN H, GUPTA V, GUPTA S, et al. Cyclodialysis：an updated approach to surgical strategies. Acta Ophthalmol, 2019, 97(8)：744 - 751.

3. WANG Q, THAU A, LEVIN A V, et al. Ocular hypotony：a comprehensive review. Survey Ophthalmology, 2019, 64(5)：619 - 638.

（陈晓蒙　整理）

病例 10
睫状体截离透巩膜缝合

病历摘要

【基本信息】

患者，男性，39 岁。

主诉：左眼被铁棍击伤后视物不清半个月。

现病史：患者半个月前左眼被铁棍击伤后出现左眼视物不清，伴眼红、眼痛，偶有头晕，无热泪涌出感，无头痛、恶心、呕吐等症状，在当地医院就诊，诊断为"左眼外伤性白内障"，具体诊疗经过不详。为求进一步手术治疗来我院门诊就诊，拟"左眼外伤性白内障，左眼睫状体截离"收住入院。

患者自受伤以来，神志清，精神可，胃纳可，睡眠安，二便无特殊。

笔记

59

【体格检查】

全身及一般状态无特殊。

【眼科检查】

裸眼视力：右眼 1.0，左眼 HM/BE。

矫正视力：右眼 +0.50 = 1.0，左眼矫正无提高。

眼压：右眼 11.3 mmHg，左眼 4.7 mmHg。

右眼结膜无充血，角膜透明，前房深，房水清，虹膜纹理清，瞳孔圆，直径约 3 mm，对光反射存在，晶状体透明，玻璃体透明，眼底见视盘界清色红，C/D = 0.3，黄斑中心凹反光存在，余未见明显异常。左眼结膜无充血，角膜透明，前房深，直接、间接对光反射迟钝，晶状体混浊，玻璃体及眼底窥不入。

【辅助检查】

(1) UBM（图 10 - 1）：全周睫状体与巩膜分离。

(2) 眼部 B 超（图 10 - 2）：左眼玻璃体混浊，左眼脉络膜脱离，左眼球壁水肿可能。

(3) 黄斑 OCT：右眼黄斑区视网膜结构尚可，左眼屈光介质混浊窥不清。

(4) 眼眶 CT：无明显异常。

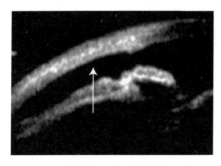

箭头处见睫状体与巩膜分离。

图 10 - 1　UBM

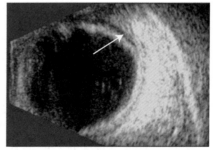

周边球壁前见带状强回声半球样
隆起，箭头处提示左眼脉络膜脱离。

图 10 - 2　眼部 B 超

【诊断】

左眼睫状体截离，左眼脉络膜脱离，左眼外伤性白内障，左眼眼球钝挫伤。

【治疗及随访】

1. 告知患者疾病特点及预后。

2. 行左眼晶状体切割并玻璃体切割并睫状体截离修复术。术中 5 点位周边视网膜见约 1 PD 的撕裂孔，予视网膜激光光凝；进行透巩膜睫状体截离修复，如图 10 - 3 所示。术后予以阿托品凝胶麻痹睫状肌，局部及全身激素、局部抗生素抗炎、预防感染治疗。

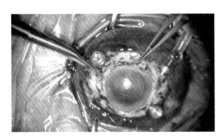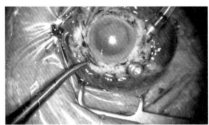

图 10 - 3   透巩膜睫状体截离修复术

3. 术后 1 周、2 周、1 个月、3 个月定期随访观察。术后 3 个月（图 10 - 4，图 10 - 5），裸眼视力右眼 1.0，左眼 FC/BE，矫正视力 OD + 0.5/ - 0.5 × 60 = 1.0，左眼 + 13.00/ - 1.5 × 155 = 0.2；眼压右眼 16.6 mmHg，左眼 9.6 mmHg。左眼结膜轻度充血，角膜透明，前房深度可，房水清，虹膜震颤，晶状体缺如，后囊膜缺如，玻璃体硅油填充，眼底见视盘边界清色可，C/D 约 0.3，视网膜平伏，黄斑中心凹反光未见。B 超检查提示脉络膜脱离好转。

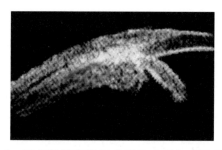

图 10 - 4　睫状体截离修复术后 3 个月复查睫状体复位

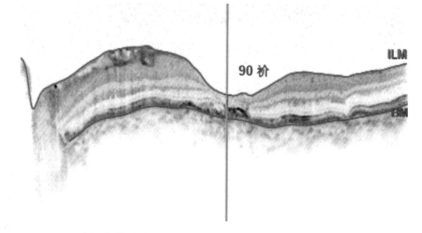

图 10 - 5　睫状体截离修复术后 3 个月复查黄斑 OCT 提示黄斑形态欠佳

病例分析

【病例特点】

1. 患者左眼被铁棍击伤后视物不清半个月。

2. 眼科检查：左眼角膜透明，晶状体混浊，玻璃体及眼底窥不入。

3. 辅助检查提示左眼睫状体截离，左眼脉络膜脱离。

【诊断思路】

结合患者外伤病史及体征，可以明确诊断为"左眼睫状体截离，左眼脉络膜脱离，左眼外伤性白内障"。

【治疗思路】

1. 详细检查房角，评估睫状体截离范围。

2. 根据睫状体截离范围的大小选择不同的治疗方案。

【睫状体截离】

睫状体截离最常见的原因是钝挫伤，主要引起低眼压，继而引起黄斑水肿等影响患者的视功能。前房角镜检查及 UBM 检查或者前节 OCT 是必要的，可以明确睫状体截离的范围，进而决定采取的治疗方案。

1. 保守治疗。若截离范围较小，可选择保守治疗，局部应用阿托品、激素等药物，麻痹睫状肌，减少炎症，减少渗出，增加睫状体的分泌，减少房水经脉络膜上腔途径的流出，从而升高眼压。

2. 手术治疗。若保守治疗 3 个月，病情无明显改善，需要进行手术治疗。主要有以下几种手术方式：①睫状体光凝：多用于睫状体截离范围较小的患者，一般在 1 个象限内。②人工晶状体襻顶压：利用人工晶状体襻的顶压作用而闭合睫状体的截离部位，达到修复截离、升高眼压的效果。③玻璃体切割术：通常联合气体、硅油的填充，适用于合并玻璃体积血、视网膜脱离等并发症的患者，利用硅油及气体的内顶压作用修复睫状体截离。④缝合固定法：适用于睫状体截离范围较大的患者，将脱离的睫状体与巩膜内表面缝合固定，关闭房水的内引流通路，其治疗效果较明确，应用范围较广。根据主刀医师的经验和习惯采取不同的缝合方法，主要有睫状体切开缝合法、褥式缝合法和透巩膜睫状体截离修复术等。

柯治生主任病例点评

睫状体截离是眼外伤中比较严重的一种疾病，最严重的后果是

可能引起长期低眼压而导致低眼压性视神经视网膜病变，甚至眼球
萎缩。所以严重的患者需要及时处理。睫状体截离修复的手术方法
有很多种，如内路睫状体缝合手术、巩膜板层切口睫状体缝合复位
术、闭合式透巩膜睫状体截离修复术和张力环缝合固定等。我们推
荐闭合式透巩膜睫状体截离修复术，术中直接穿透巩膜带上部分睫
状体组织平行于角膜缘缝合，缝合方向与睫状体放射状结构垂直，
缝合确切，可轻易加缝，贴附更紧密，且不易伤及睫状突及睫状上
皮；术中不做巩膜瓣，减少术后巩膜瘢痕，手术时间短，对眼部组
织损伤小。特别是存在大范围睫状体截离的患者，较之常规的巩膜
瓣下水平切开巩膜缝合，可以降低眼球缺血、变形的风险。

参考文献

1. YEUNG L, CHEN T L, KUO Y H, et al. Severe vitreous hemorrhage associated with closed-globe injury. Graefes Arch Clin Exp Ophthalmol, 2006, 244(1): 52 – 57.

2. 郭振山，金宝泉，其其格，等. 经玻璃体闭合式睫状体修复术治疗伴有睫状体离断的复杂眼外伤疗效观察. 眼科, 2015, 24(1): 65 – 66.

3. 肖天林，吴文灿，王勤美. 眼外伤临床精粹. 武汉：湖北科学技术出版社, 2013: 120.

4. 李凤鸣，谢立信. 中华眼科学. 3 版. 北京：人民卫生出版社, 2014.

（林祖顺　整理）

病例 11
硅油填充治疗睫状体截离

病历摘要

【基本信息】

患者，男性，48 岁。

主诉：左眼被高压锅弹伤后视物不见 4 小时。

现病史：患者 4 小时前左眼被高压锅弹伤后出现视物不见，伴眼红、眼痛，伴局部出血，无头晕、头痛、恶心、呕吐等症状。即去当地医院就诊，予以"鼻部及左眼上睑皮肤清创缝合"治疗，建议转上级医院进一步治疗。现为求进一步诊治，来我院急诊就诊，拟"左眼隐匿性巩膜破裂伤"收住入院。

患者自受伤以来，神志清，精神可，未进食，未睡眠，二便无特殊。

【体格检查】

全身及一般状态无特殊。

【眼科检查】

裸眼视力：右眼0.8，左眼 LP。

眼压：右眼指测 Tn，左眼未测。

右眼结膜无充血，角膜透明，前房中深，房水清，虹膜纹理清晰，瞳孔圆，直径约3 mm，对光反射存在，晶状体密度增高，玻璃体絮状混浊，眼底见视盘边界清色可，C/D 约0.3，视网膜平伏，黄斑中心凹反光未见。左眼眉弓处皮肤裂伤及鼻部皮肤已缝合，眼睑高度肿胀，无法睁眼，球结膜充血水肿，颞侧及下方大量结膜下出血，遮蔽巩膜，颞侧球结膜可见不规则裂口，角膜后弹力层稍皱褶，前房偏浅，下方可见少量积血，颞侧虹膜缺失，瞳孔散大、欠圆，对光反射消失，晶状体混浊，颞侧悬韧带断裂，晶状体向鼻后方移位，玻璃体血性混浊，眼底窥视不见。

【辅助检查】

1. 实验室检查

无特殊。

2. 特殊检查

（1）眼眶 CT（图11-1）：左眼眼球变形。

（2）玻切术前 UBM（图11-2）：左眼睫状体截离。

（3）玻切术前眼部 B 超（图11-3）：左眼视网膜脱离可能。

（4）玻切注油术后6个月 UBM（图11-4）。

（5）硅油取出术后1个月 UBM（图11-5）。

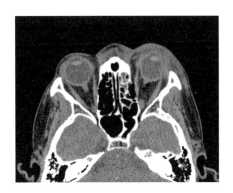

图 11 - 1　眼眶 CT

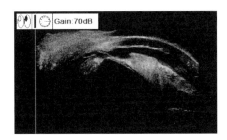

图 11 - 2　玻切术前 UBM

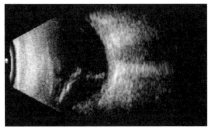

图 11 - 3　玻切术前眼部 B 超

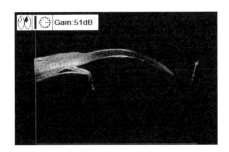

图 11 - 4　玻切注油术后
6 个月 UBM

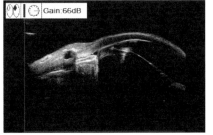

图 11 - 5　硅油取出术后
1 个月 UBM

【诊断】

左眼隐匿性巩膜破裂伤，左眼外伤性视网膜脱离？左眼外伤性睫状体截离，左眼外伤性晶状体不全脱位，左眼外伤性白内障，左眼虹膜根部离断。

【治疗及随访】

1. 告知患者疾病特点及预后。

笔记

2. 急诊行"左眼巩膜破裂伤清创缝合术 + 左眼巩膜探查术"，术中探查于颞上方距角膜缘 11 mm 处、颞下方距角膜缘 17 mm 处见全层巩膜不规则裂伤；术后行 UBM 检查显示左眼 2 ~ 4 点位睫状体截离，眼压波动为 5.4 ~ 9.8 mmHg。

3. 急诊手术后 8 天行 Ⅱ 期"左眼玻璃体切割术 + 左眼重水压平术 + 左眼视网膜激光光凝术 + 左眼玻璃体腔气液交换术 + 左眼玻璃体腔注油术 + 左眼后入路晶状体切除术 + 左眼视网膜脱离修复术 + 左眼内眼病冷凝术 + 左眼虹膜周边切除术 + 左眼玻璃体腔注药术 + 左眼视网膜切开术"，术中见全周视网膜隆起，黄斑区颞侧约 3 PD 处见部分视网膜缺损，缺损周边视网膜表面见增殖机化，牵拉视网膜局部卷曲皱褶，局部视网膜下积血；由于视网膜损伤部位与截离部位不同，术后以顶压视网膜损伤部位为主，取俯卧位。

4. 术后 6 个月随访 UBM 显示睫状体截离部位闭合，视网膜平伏、裂孔封闭可，行"左眼硅油取出术 + 人工晶状体悬吊术"，术后 1 个月随访 UBM 显示原截离部位睫状体与巩膜突贴附，未见睫状体脱离，术后 1 个月视力为 HM/BE，眼压为 12.9 mmHg。

病例分析

【病例特点】

1. 中年男性，外伤史明确，UBM 检查提示左眼 2 点位睫状体截离。

2. 手术中未予缝线缝合睫状体截离，硅油填充顶压。

【诊断思路】

患者入院查体时左眼球结膜充血水肿，结膜下出血，遮挡巩膜，未见明确巩膜伤口，结合眼眶 CT 显示左眼眼球变形（图 11 - 1），故诊断为隐匿性巩膜破裂伤。

睫状体截离鉴别诊断：本例患者左眼外伤史明确，UBM 显示左眼 2 ~ 4 点位睫状体与巩膜突分离，主要与睫状体脱离鉴别。

睫状体脱离：睫状体与巩膜之间有液性间隙，而睫状体依旧附着于巩膜突。

【治疗思路】

外伤患者急诊就诊时常规行裂隙灯检查及眼眶 CT，判断是闭合性眼外伤还是开放性眼外伤、是否有眼内异物或眶内异物，若为闭合性眼外伤则需行 B 超及 UBM，若为开放性眼外伤则需在 I 期缝合后行 B 超及 UBM 检查，明确眼内组织损伤情况。本病例结合眼部检查及眼眶 CT，诊断为隐匿性巩膜破裂伤，急诊行巩膜破裂伤清创缝合术；术后进一步行眼部检查，B 超提示视网膜脱离可能，UBM 提示睫状体截离。由于本病例睫状体截离同时合并眼后段组织损伤，故 II 期行玻璃体切割联合硅油填充术，因睫状体缝合术存在对巩膜伤口二次损伤、破坏眼表组织、定位不明确等问题，我们考虑玻璃体填充硅油的同时，利用硅油顶压以起到修复截离的作用。同时，睫状体截离部位的出血、炎症反应等也可促进瘢痕形成、睫状体截离闭合，且硅油顶压具有作用时间持久、范围广、减少缝线对局部睫状体的刺激、无须切开巩膜等优点，故我们选择利用硅油顶压睫状体截离复位。因视网膜损伤部位靠近后极部，我们考虑以修复视网膜损伤为主，术后嘱患者取俯卧位。

【硅油填充治疗睫状体截离】

睫状体截离是睫状体与巩膜突附着处的分离，使前房与睫状体脉络膜上腔交通，房水自前房流入睫状体脉络膜上腔，造成低眼压等一系列症状、体征。睫状体截离最常见的原因是钝挫伤，偶见于眼后节手术。钝挫伤造成睫状体截离时，邻近组织常常受累，如瞳孔散大、虹膜根部离断、前房积血、玻璃体疝、晶状体不全脱位及玻璃体积血等。主要表现为低眼压、视力下降、脉络膜脱离、视网膜组织皱褶、黄斑水肿、视盘水肿等。UBM 检查是必要的，可以明确截离范围及修复情况、决定治疗方案；也可通过前房角镜检查直接确定截离范围，但在眼压极低的情况下观察裂口十分困难，因接触式房角镜可导致角膜变形；合并开放性伤口时可选择非接触式的前节 OCT。截离范围较小时可选择保守治疗，应用阿托品、激素等药物，也可选择激光或者巩膜外冷凝，但激光的成功率较低，只在范围较小，患者不适合或不愿意手术时选择。截离范围较大则须行手术治疗，包括睫状体缝合术、前部巩膜扣带术等。合并虹膜根部离断者，可将虹膜及睫状体同时缝合于 1 个点位，减少组织损伤。合并白内障者，可行白内障超声乳化吸除术联合植入人工晶状体及带固定钩的囊袋张力环，将固定钩缝合在截离的部位，起到修复截离的作用。因眼部钝挫伤常合并玻璃体积血、视网膜脱离、视网膜脉络膜损伤等眼后段损伤，行玻璃体切割术，故可行玻璃体切割联合气体或硅油填充术，利用气体或硅油顶压睫状体复位，修复截离。以往已有报道玻璃体切割联合硅油填充治疗睫状体截离的病例，通过玻璃体切割、眼内激光、气体或硅油填充治疗部分睫状体截离的病例，睫状体复位成功率为 62.5%。

赵振全主任病例点评

睫状体截离修复手术的时间依据受伤的严重程度和主刀医师的经验而有所不同。临床上若单纯睫状体截离范围小于 1 ～ 2 点位，对眼球影响较小，患者可以不表现出显著症状。可以考虑保守治疗，本病例睫状体截离的范围为 2～4 点位，且合并眼后段组织的损伤，包括玻璃体积血及外伤性视网膜脱离，需行玻璃体切割联合硅油填充术，综合眼部情况及手术相关并发症，我们选择利用硅油顶压修复睫状体截离，但也存在取出硅油后截离部位仍闭合不佳需再次手术的风险，另外睫状体部位靠近眼前段，若视网膜损伤位于后极部，术后体位则面临冲突的问题。本例患者截离部位位于鼻侧，而视网膜损伤部位为颞侧中周部，两个损伤部位不一致，因此我们选择以视网膜损伤部位为主，取俯卧位，利用硅油的表面张力对睫状体进行顶压，随访观察睫状体截离闭合可、视网膜平伏。若截离部位与视网膜、脉络膜组织损伤部位较一致时，硅油填充对于病变的顶压效果会更好。由于患者合并视网膜损伤，术后随访黄斑 OCT 显示黄斑区视网膜结构紊乱，且中央区角膜见中度灰白色混浊，这可能是造成视力不佳的原因。

参考文献

1. 李凤鸣，谢立信. 中华眼科学. 3 版. 北京：人民卫生出版社，2014.

2. 肖天林，吴文灿，王勤美. 眼外伤临床精粹. 武汉：湖北科学技术出版社，2013：163.

3. SELVAN H, GUPTA V, GUPTA S. Cyclodialysis：an updated approach to surgical strategies. Acta Ophthalmol, 2019, 97(8)：744 – 751.

4. MEDEIROS M D, POSTORINO M, PALLAS C, et al. Cyclodialysis induced persistent hypotony：surgical management with vitrectomy and endotamponade. Retina, 2013, 33(8)：1540 – 1546.

5. XU W W, HUANG Y F, WANG L Q, et al. Cyclopexy versus vitrectomy combined with intraocular tamponade for treatment of cyclodialysis. Int J Ophthalmol, 2013, 6 (2)：187 – 192.

（王司仪　整理）

笔记

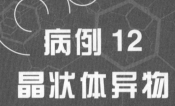

病例 12
晶状体异物

病历摘要

【基本信息】

患者，男性，54 岁。

主诉：左眼被气囊击伤后出现渐进性视物模糊 10 年。

现病史：患者 10 年前左眼被气囊击伤后出现视物模糊，伴眼红、异物感，无眼痛、眼胀，无头痛、恶心等不适，未经诊治。10 年来，左眼视物模糊逐渐加重。现来我院门诊就诊，拟"左眼外伤性白内障，左眼晶状体异物?"收住入院。

患者自受伤以来，神志清，精神可，胃纳可，睡眠安，二便无特殊。

【体格检查】

全身及一般状况无特殊。

【眼科检查】

裸眼视力：右眼0.8，左眼0.1。

主觉验光：右眼 +1.25/ −2.00 ×105 = 1.0，左眼 −3.00 = 0.2。

眼压：右眼 12.8 mmHg，左眼 11.6 mmHg。

左眼结膜无充血，巩膜未见明显瘢痕，角膜透明，前房深，房水清，虹膜纹理清晰，瞳孔圆，直径约 3 mm，直接、间接对光反射存在，晶状体混浊，颞下方见一 1 mm×1 mm 大小的白色混浊灶，玻璃体絮状混浊，眼底隐见视盘边界清色可，C/D 约 0.3，视网膜平伏，黄斑中心凹反光未见。右眼查体无特殊。

【辅助检查】

（1）前段照相（图 12 –1）。

（2）眼眶 CT（图 12 –2）。

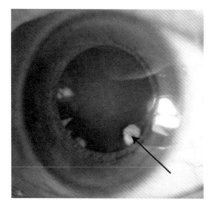
箭头处可见一约 1 mm × 1 mm 大小的白色混浊灶。
图 12 –1　前段照相

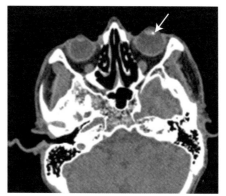
箭头处可见左眼晶状体内结节状致密影，异物？钙化？
图 12 –2　眼眶 CT

（3）左眼 UBM（图 12 –3）。

（4）左眼 B 超（图 12 –4）。

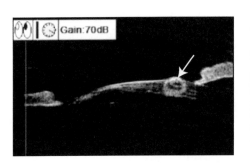

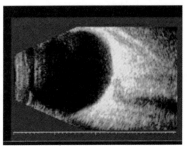

箭头处可见左眼颞下晶状体前囊膜
下一高回声团稍突出表面。

图 12 - 3　左眼 UBM

B 超提示玻璃体轻度混浊。

图 12 - 4　左眼 B 超

【诊断】

左眼外伤性白内障，左眼晶状体异物?，双眼屈光不正。

【治疗及随访】

1. 告知患者疾病特点及预后。

2. 于球后阻滞麻醉下行"左眼微切口白内障超声乳化吸除术＋左眼人工晶状体植入术＋左眼眼内异物取出术"，术中取出一 0.2 mm ×0.1 mm 大小的黑色异物（材质不详）。

3. 术后予以局部抗炎、预防感染治疗。

4. 术后 3 个月复查，左眼视力恢复至 1.0，眼部检查无特殊。

病例分析

【病例特点】

1. 中年男性，左眼被气囊击伤后呈渐进性视物模糊 10 年。

2. 眼科检查：右眼矫正视力为 + 1.25/ − 2.00 ×105 =1.0，左眼矫正视力为 − 3.00 =0.2；左眼晶状体混浊，颞下方见一约 1 mm × 1 mm 大小的白色混浊灶。

3. 辅助检查：眼眶 CT、UBM 提示左眼晶状体异物可能。

【诊断思路】

根据患者外伤病史、眼科检查及辅助检查，诊断为"左眼外伤性白内障，左眼晶状体异物?，双眼屈光不正"。根据患者左眼外伤史、晶状体混浊表现及验光结果，诊断"左眼外伤性白内障，双眼屈光不正"明确。因患者左眼查体未见晶状体异物，眼眶 CT 及 UBM 检查不能区分是晶状体异物还是钙化，"左眼晶状体异物"的诊断是否成立需要术中排查。

【治疗思路】

晶状体异物大多较小，异物按性质分为磁性异物和非磁性异物，两者的治疗方式不同。

晶状体内磁性异物：一般需要尽早取出，否则日后晶状体的混浊必定继续进展，且异物取出仍不可避免。若晶状体已完全混浊，可于摘除白内障的同时在磁铁辅助下吸除异物。若晶状体呈局限性混浊、视力尚好，及早用磁铁吸除异物，可能局限性混浊不再进展，较好的视功能或可长期保持。临床可使用以下3种方法在吸除晶状体异物的同时迅速封闭前囊创口，避免晶状体混浊加重：①缩瞳形成虹膜后粘连封闭前囊膜创口；②前房注入枸橼酸化的血浆及葡萄糖酸钙形成血浆凝块，封闭前囊膜创口；③用黏合剂封闭前囊膜创口。若封闭创口的目的未能达到，晶状体最终完全混浊，则再做白内障手术。

晶状体内非磁性异物：若白内障严重、影响视力或异物为铜等化学性质活跃的金属，只能在摘除白内障的同时摘除异物。若晶状体局限性混浊或尚透明，且为惰性异物，可以继续观察，不必急于摘除异物，因为玻璃、塑料等惰性异物可能不会引起晶状体混浊的继续发展。

该患者白内障较重，需要行白内障手术，术前不能确定是否有晶状体异物，可在术中未摘除晶状体时先探查是否有异物，若有，则先摘除异物再摘除晶状体；若无，则继续进行白内障手术。

【晶状体异物】

晶状体异物占所有眼内异物的 5%～10%，为异物穿透眼球壁进入晶状体所致，多为角膜伤口，少数为巩膜伤口，查体多可见球壁全层创口，部分巩膜创口因为创口小、结膜筋膜遮盖、眼表炎症或病史久伤口已愈合等原因不能被发现。在晶状体尚透明时，可在散瞳状态下发现晶状体异物，晶状体混浊无法观察时，需要借助眼眶 CT 或 UBM 来确定异物。晶状体异物多不影响视力，视力下降多由白内障所致，而白内障则多由异物直接损害所致，也可由金属异物所释放的离子毒性所致。

晶状体异物需要评估异物的大小、位置、材质、感染的可能性、晶状体损伤程度及其他相关组织的损伤程度，再决定下一步治疗方案。

若异物通过角膜到达晶状体，造成两个重要屈光介质的损伤，在视网膜视神经无损伤的情况下，若角膜瘢痕对瞳孔区角膜不造成影响，则预后好；若影响大，则预后差。若异物通过巩膜到达晶状体，在视网膜视神经无损伤的情况下，预后好。

赵振全主任病例点评

该患者有明确外伤史，术前查体未见明显球壁瘢痕，术中发现晶状体内异物，怀疑为异物透过巩膜进入晶状体，因异物小（0.2 mm×0.1 mm）且被结膜筋膜覆盖，巩膜瘢痕不易被发现。

晶状体异物取出时机需根据具体病情而定。若晶状体混浊严重和（或）异物较脏，眼内炎风险较大，须尽快手术。若晶状体混浊局限、视力好、异物干净或高速飞溅时产生的高温已经消毒异物，则根据异物性质决定手术时机。若为惰性异物、异物可能被包裹、囊膜创口也可能因为被封闭而不导致白内障加重，这时就不需要立即手术，特别是儿童、高度近视患者，术后存在视力发育、屈光参差等问题；若为铁、铜等化学性质活跃的异物，应尽快手术，否则铁锈症、铜锈症将对眼内组织产生毒性作用，造成不可逆的损伤。

若评估后需要行白内障联合异物取出手术，术中需要注意几点。若术前发现异物位置，先撕囊，再用磁铁或镊子取出异物，然后进行超声乳化吸除等手术操作，以免因为异物小、质量轻，被水冲入房角、虹膜后甚至玻璃体腔。若术前晶状体混浊严重、无法发现异物位置，要在撕囊后用磁铁试吸异物，若无法吸出，行超声乳化吸除时应降低灌注压、缓慢操作，一旦发现异物，立即先行异物取出再继续手术。是否Ⅰ期植入人工晶状体，需要术中评估囊膜是否能支撑及术后感染的可能性大小。异物取出后要注意送检细菌、真菌涂片及培养，找到明确的病原菌后可以针对性使用敏感药物，而不需使用广谱药物。

术前需要选择三片式人工晶状体，支撑力大，后囊膜损伤无法植入囊袋内时，可以改为睫状沟植入。做好术中因为囊膜破损需要行前段玻璃体切割甚至全玻璃体切割的准备。术前需要告知患者存在术中异物取不出、取不净或异物进入玻璃体腔需要改行玻璃体切割等可能。

参考文献

1. 李凤鸣，谢立信. 中华眼科学. 3 版. 北京：人民卫生出版社，2014.

2. 肖天林，吴文灿，王勤美. 眼外伤临床精粹. 武汉：湖北科学技术出版社，2013.

笔记

3. HAN S, WANG T, SUN S, et al. Visual outcomes and prognostic factors of intralenticular foreign bodies in a tertiary hospital in North China. J Ophthalmol, 2019, 2019: 4964595.

4. LOPORCHIO D, MUKKAMALA L, GORUKANTI K, et al. Intraocular foreign bodies: a review. Survey Ophthalmology, 2016, 61(5): 582 - 596.

5. 韩佩晏, 程飞, 俞丽云, 等. 晶状体异物 10 年后出现眼铁质沉着症一例. 中华眼外伤职业眼病杂志, 2018, 40(12): 959 - 960.

（陈晓蒙　整理）

病例 13
外伤性白内障

病历摘要

【基本信息】

患者，男性，43岁。

主诉：左眼被铁丝戳伤后视物模糊1天余。

现病史：患者1天多前左眼被铁丝戳伤后视物模糊，伴眼红、眼痛、畏光、流泪，无恶心、呕吐、头痛等不适，当天下午于我院门诊就诊，诊断为"左眼外伤性白内障，双眼屈光不正"，给予复方托吡卡胺滴眼液、妥布霉素地塞米松滴眼液及配戴角膜接触镜等处理。今患者自觉视物模糊加重，来我院门诊复查，拟"左眼外伤性白内障"收住入院，拟行手术治疗。

自受伤以来,神志清,精神可,胃纳可,睡眠安,二便无特殊。

【体格检查】

全身及一般状况无特殊。

【眼科检查】

裸眼视力:右眼0.3,左眼 FC/BE。

矫正视力:右眼 −1.50 = 1.0,左眼矫正无提高。

眼压:右眼指测 Tn,左眼未测。

右眼结膜无充血,角膜透明,前房中深,房水清,虹膜纹理清晰,瞳孔圆,直径约3 mm,对光反射存在,晶状体透明,玻璃体絮状混浊,眼底见视盘边界清色可,C/D 约0.3,视网膜平伏,黄斑中心凹反光未见。左眼结膜轻度充血,角膜水肿,中央见约2 mm 的不规则伤口,绷带镜在位,前房浅,见散在的晶状体皮质溢出,虹膜纹理清晰,瞳孔圆,直径约3 mm,对光反射存在,晶状体混浊,前囊破裂,玻璃体及眼底窥视不清。

【辅助检查】

(1) 眼前段照相(图13 −1):左眼结膜轻度充血,角膜水肿,中央见约2 mm 的不规则伤口,绷带镜在位,前房浅,见散在的晶状体皮质溢出(箭头),晶状体混浊,前囊破裂,玻璃体及眼底窥视不清。

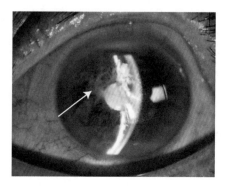

图 13 −1 眼前段照相

（2）黄斑 OCT：右眼黄斑区视网膜各层形态基本可；左眼眼底窥不清。

（3）UBM：左眼晶状体混浊，房角形态异常。

（4）IOL-MASTER 测不出，眼眶 CT、眼部 B 超等其余术前检查无特殊。

【诊断】

左眼外伤性白内障，左眼角膜穿通伤。

【治疗及随访】

1. 告知患者疾病特点及预后，积极进行术前准备，排查手术禁忌证。

2. 择期行"左眼微切口白内障超声乳化吸除术 + 左眼人工晶状体植入术"，术前、术后给予局部抗炎、预防感染及全身预防感染治疗。

3. 术后第 1 天，左眼裸眼视力 0.2，眼压 12.5 mmHg；左眼角膜轻度水肿，人工晶状体在位，眼底见视盘边界清色可，C/D 约0.3，视网膜平伏。完善欧堡、OCT 等眼部相关检查，未见明显异常，予以出院。术后 1 周、2 周、1 个月、3 个月定期随访。术后 3 个月左眼矫正视力 0.8，眼压 15.1 mmHg，眼部检查无特殊，无视网膜裂孔和视网膜脱离等并发症发生。

病例分析

【病例特点】

1. 患者为中年男性，左眼被铁丝戳伤后视物模糊 1 天余。

2. 眼科检查：左眼角膜水肿，中央见约 2 mm 的不规则伤口，前房浅，见散在的晶状体皮质溢出，前囊破裂，晶状体混浊。

3. 辅助检查无其他明显异常。

【诊断思路】

结合患者症状、体征及外伤病史，可以明确诊断为"左眼外伤性白内障"。需要鉴别以下其他类型的白内障。①并发性白内障：指眼部炎症或退行性病变引起的白内障，后囊膜下皮质可见点状或条纹状混浊，或白内障呈核性混浊。②先天性白内障：多见于儿童，往往有家族遗传病史，发病时间一般早于年龄相关性白内障，可能伴发眼部其他异常。晶状体混浊为特征性的前极混浊、后极混浊、冠状混浊、点状混浊、绕核性混浊和核性混浊等。③药物性白内障：有长期服药史或化学性药品接触史。④年龄相关性白内障：与年龄相关，一般见于年龄较大者，需要排除其他相关全身性疾病。

【治疗思路】

1. 外伤性白内障需要评估晶状体的位置和混浊程度，以及对患者视力和眼压的影响，判断是否存在并发症。

2. 对于无并发症的外伤性白内障，若晶状体混浊较为局限，矫正视力下降不明显，可以通过矫正屈光不正来提高视觉质量。定期随访观察，若晶状体混浊程度加重，影响视力，可以考虑进行手术治疗。

3. 患者晶状体混浊程度较高或伴发其他需要手术处理的并发症，可以考虑进行手术治疗。

【外伤性白内障】

外伤性白内障是由于机械性、辐射性、电性或化学性等因素直接或者间接对晶状体造成损伤而引起的晶状体混浊，主要表现为视力下降，而视力下降的程度取决于晶状体混浊的程度和部位，视力波动较大。在一些外伤性白内障病例中，晶状体膨胀或皮质溢出进入前房，可引起眼压升高，从而导致继发性青光眼。皮质若进入前房与角膜内皮接触，可能引起角膜失代偿。其余常见的并发症有前房积血、视网膜挫伤、晶状体脱位、玻璃体积血和视网膜脱离等。

外伤性白内障要评估晶状体混浊的位置和程度，若对患者的视力和眼压影响有限，没有并发症，可以保守观察。若晶状体混浊影响患者视力或存在一些其他并发症，则需要进行手术治疗。根据不同的情况可能需要采取不同的手术方式，如白内障超声乳化吸除并人工晶状体植入术和白内障联合玻璃体切割术等。术前谈话时要对术中、术后可能出现的情况向患者充分告知，如外伤性白内障术中囊膜较容易破裂，人工晶状体可能会改为睫状沟植入、悬吊，甚至不能植入，若晶状体核或皮质坠入玻璃体腔，需要进行玻璃体切割手术。若术中进一步发现视网膜裂孔或孔源性视网膜脱离，需要进一步更改手术方式，进行相应的处理。

外伤性白内障的视力预后取决于损伤的性质、部位和程度，以及是否存在相关并发症。而手术时机的选择对术后最佳矫正视力及术中、术后并发症发生率的影响无明显差异。在一些没有严重并发症的病例中，如果处理得当，外伤性白内障的预后可以与常规年龄相关性白内障相当。

柯治生主任病例点评

外伤性白内障是导致单眼视力丧失的重要原因，在年轻人中更为常见。在外伤性白内障手术中，人工晶状体植入时机的选择根据每个医师的经验而有所不同，需要根据外伤性白内障的情况及术中情况而定。Ⅰ期植入人工晶状体可以避免再一次手术，减少患者的

笔记

费用和痛苦，但如果眼部情况不稳定，术后会有一定的未知性。如术中不能判断囊膜及眼底情况、玻璃体是否进入前房或嵌顿在伤口及手术切口，术后可能出现角膜内皮失代偿、眼内炎和视网膜脱离等并发症，需要Ⅱ期手术取出人工晶状体，才能有效地进行相应处理。Ⅱ期植入人工晶状体是经过一段时间的观察治疗确定眼部情况稳定后，进行更精准地检查和测量计算，再植入人工晶状体，术后效果更好。

参考文献

1. JONES W L. Traumatic injury to the lens. Optometry clinics the official publication of the prentice society, 1991, 1(2): 125 – 142.

2. MORESCHI C, DA BROI U, LANZETTA P. Medico-legal implications of traumatic cataract. Journal of Forensic & Legal Medicine, 2013, 20(2): 69 – 73.

3. TABATABAEI S A, RAJABI M B, TABATABAEI S M, et al. Early versus late traumatic cataract surgery and intraocular lens implantation. Eye, 2017, 31(8): 1199 – 1204.

4. 肖天林，吴文灿，王勤美. 眼外伤临床精粹. 武汉：湖北科学技术出版社，2013：120.

5. 李凤鸣，谢立信. 中华眼科学. 3 版. 北京：人民卫生出版社，2014.

（林祖顺　整理）

病例 14
钝挫伤致晶状体后囊破裂

病历摘要

【基本信息】

患者，男性，63 岁。

主诉：右眼被气泵击伤后视物不清 1 天。

现病史：患者 1 天前工作时右眼被气泵击伤后出现视物不清，伴眼红、眼痛、头痛，无热泪涌出感，无恶心、呕吐等症状，于我院就诊，诊断为"右眼外伤性白内障"，建议手术治疗，门诊拟"右眼外伤性白内障"收住入院。

自受伤以来，神志清，精神稍疲软，胃纳可，睡眠安，二便无特殊。

笔记

85

【体格检查】

全身及一般状态可。

【眼科检查】

裸眼视力：右眼 HM/BE，左眼 0.6。

眼压：右眼 31.9 mmHg，左眼 11.6 mmHg。

右眼结膜充血，角膜水肿，前房深度可，房水闪辉（+++），下方见少量积血，虹膜纹理清晰，鼻侧虹膜根部离断，瞳孔欠圆，长径约 6 mm，直接、间接对光反射消失，全晶状体呈白色混浊，前囊膜完整，伴震颤，玻璃体及眼底窥不入。左眼晶状体混浊 C1N0P1，余查体无特殊。

【辅助检查】

1. 实验室检查

无特殊。

2. 特殊检查

（1）眼前段照相（图 14 - 1）。

（2）眼部 B 超（图 14 - 2）。

（3）UBM（图 14 - 3）。

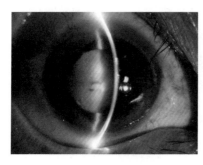
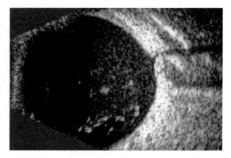

图 14 - 1　眼前段照相　　　　图 14 - 2　眼部 B 超

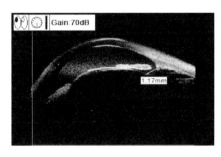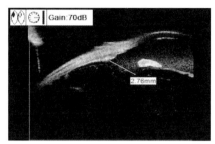

图 14-3　UBM

【诊断】

右眼外伤性白内障，右眼晶状体不全脱位，右眼玻璃体混浊，右眼继发性高眼压症，右眼前房积血，右眼虹膜根部离断，右眼眼球钝挫伤，左眼年龄相关性白内障。

【治疗及随访】

1. 告知患者疾病特点及预后，术前给予预防感染、抗炎及降眼压药物治疗。

2. 行右眼微切口白内障超声乳化吸除术 + 右眼玻璃体切割术 + 右眼玻璃体腔气液交换术。

3. 术后 3 个月右眼最佳矫正视力 0.6，择期行 II 期人工晶状体植入。

病例分析

【病例特点】

患者右眼钝挫伤后出现外伤性白内障，前囊膜完整，术中见后囊膜破裂。

【诊断及治疗思路】

根据患者右眼外伤史及眼部查体，"外伤性白内障"诊断明确；

合并晶状体不全脱位且囊膜未破裂的外伤性白内障进展一般较慢，混浊逐渐加重，而本病例早期即出现明显的晶状体混浊，而前囊膜完整，故高度怀疑后囊膜破裂。术前 B 超显示玻璃体混浊，可能为玻璃体积血或白内障皮质掉入玻璃体腔中，因其混浊呈中量密集点状，且较靠近眼后段，而晶状体皮质多呈团块状，故考虑为玻璃体积血可能性较大，给予促进积血吸收治疗。1 周后复查 B 超，玻璃体混浊未见明显减少，故行玻璃体切割联合白内障超声乳化吸除术。一方面可探查眼底，寻找出血原因；另一方面也可处理掉入玻璃体腔的皮质。术中发现后囊膜横形破裂口，延伸至周边囊膜，少量晶状体皮质掉入玻璃体腔内，1~4 点位晶状体悬韧带断裂，玻璃体呈血性混浊。切除玻璃体积血后探查眼底，未见视网膜、脉络膜损伤，考虑积血可能由虹膜根部离断后的出血流入玻璃体腔所致，且患者年龄较大，玻璃体液化明显，故积血较快流入眼后段。由于囊袋破裂口较大、悬韧带断裂，残存的周边囊膜易形成前段增生，予以切除，而人工晶状体悬吊术可能导致出血量增加，故本次未行人工晶状体植入，待眼内情况稳定后择期行人工晶状体悬吊术。

【钝挫伤致晶状体后囊破裂】

钝挫伤引起外伤性白内障的原因主要是钝力作用于晶状体囊膜或皮质，使囊膜局部发生破裂，房水经过破裂的囊膜口进入皮质，引起晶状体混浊；或强烈的挫伤力量直接作用于晶状体纤维，引起晶状体纤维肿胀、断裂而发生混浊。钝挫伤造成后囊膜破裂的外伤性白内障临床较为少见，其机制可能为外力作用于眼球时引起眼球的形变，而晶状体向后凸及悬韧带水平方向的牵拉力，可造成后囊膜的破裂，破裂口多位于中央区，因为该部位囊膜最薄。年轻人更易发生后囊膜破裂，因为其晶状体皮质更软、更易发生形变，悬韧带力量更强。临床表现主要为视力下降及晶状体混浊，视力下降程度依据晶状体混浊程度和部位而定。钝挫伤常造成晶状体脱位、玻璃体积血、虹膜根部离断及黄斑裂孔等，可通过 B 超、UBM 和 OCT 等辅助检查判断病情。早期局灶性混浊，对视力影响不大时可观察；当白内障混浊影响视力时，则须行白内障摘除手术治疗。文献指出，后囊膜破裂口的边缘在伤后 6 周纤维化、增厚，此时行白内障手术，后囊膜裂口不易扩大，囊膜更加稳定。由于后囊膜破裂，准备好的囊袋内植入人工晶状体可能会改为睫状沟植入、悬吊，甚至不能植入，且术中可能发生皮质掉入玻璃体腔的情况，须行玻璃体切割术，术前应充分考虑这些情况，做好准备。外伤性白内障是Ⅰ期还是Ⅱ期植入人工晶状体，需要根据外伤性白内障及手术的情况而定。如果囊膜完整，悬韧带良好，可Ⅰ期囊袋内植入人工晶状体；如果后囊膜部分破裂，但可以支撑人工晶状体，且悬韧带良好，可Ⅰ期睫状沟植入；当后囊膜破裂明显，在前段玻璃体切割后可以根据情况悬吊人工晶状体，也可暂不植入人工晶状体，2～3 个月后根据情况再行人工晶状体悬吊术。不能植入的情况下不要强求，有时Ⅰ期囊袋内或睫状沟不能植入时，Ⅱ期时由于破裂的囊膜增生变得坚韧，可以植入睫状沟内而不必悬吊，所以选择Ⅱ期植入可能损伤更小、效果更好。

赵振全主任病例点评

单纯的后囊膜破裂通常见于钝挫伤，穿通伤、眼内异物通常引起前囊膜破裂或前后囊同时破裂。伴有晶状体不全脱位且囊膜未破裂的外伤性白内障进展一般较慢，而本病例早期即出现明显的晶状体混浊，而其前囊膜完整，故要充分考虑到后囊膜破裂、皮质掉入玻璃体腔的可能性，可考虑行玻璃体切割术或行后入路晶状体切除

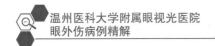
术，保留前囊膜。本例患者选择玻璃体切割术，一是因为眼部 B 超显示玻璃体混浊，可能是积血，也可能是皮质掉入玻璃体腔中；二是考虑其后囊膜破裂可能性大，如果在超声乳化过程中后囊膜破裂加重，皮质掉入玻璃体腔中再临时改行玻璃体切割手术就会显得很被动。

参考文献

1. 肖天林,吴文灿,王勤美. 眼外伤临床精粹. 武汉：湖北科学技术出版社,2013.

2. GREWAL D S, JAIN R, BRAR G S, et al. Posterior capsule rupture following closed globe injury：Scheimpflug imaging, pathogenesis, and management. Eur J Ophthalmol, 2008, 18(3):453 – 455.

3. SAYAN A, CONART J B, BERROD J P. Posterior capsule rupture, iridodialysis, hyphema, and macular hole after blunt ocular trauma. J Fr Ophtalmol, 2013, 36(10): e187 – e190.

（王司仪　整理）

病例 15
外伤性晶状体不全脱位

病历摘要

【基本信息】

患者，男性，51 岁。

主诉：右眼被木块砸伤后视物不清 5 小时。

现病史：患者 5 小时前工作时被木块砸伤右眼后出现右眼视物不清，伴眼红、眼痛，无热泪涌出感，无头痛、头晕、恶心、呕吐等不适。立即来我院就诊，门诊拟"右眼晶状体不全脱位"收住入院。

自受伤以来，神志清，精神可，未进食，未睡眠，二便未解。

【体格检查】

全身及一般状况无特殊。

【眼科检查】

裸眼视力：右眼 FC/50 cm，左眼 0.4。

矫正视力：右眼矫正无提高，左眼 +2.25/ −0.50×115 = 0.4。

眼压：右眼 9.1 mmHg，左眼 12.0 mmHg。

双眼正位，眼球各方向运动无受限。右眼眼眶周围皮肤下瘀血，眼睑肿胀，结膜混合充血水肿，角膜轻度水肿，前房深，房水闪辉（＋），瞳孔对光反射迟钝，大小约 4 mm，虹膜震颤，晶状体轻度混浊，向下后方偏位，眼底隐见视网膜平伏，余窥视不清。左眼检查无特殊。

【辅助检查】

（1）眼前段照相（图 15 − 1）：散瞳后见晶状体轻度混浊，向下后方偏位。

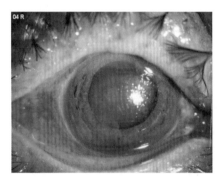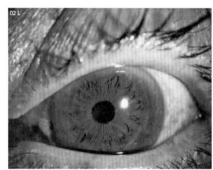

图 15 − 1　眼前段照相

（2）眼部 B 超（图 15 − 2）：右眼玻璃体混浊，左眼玻璃体轻度混浊。

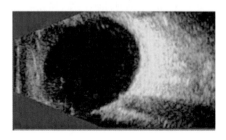

图 15 − 2　眼部 B 超

（3）UBM（图15-3）：测量各象限晶状体赤道部与睫状突的距离不对称（上方大于下方），提示右眼晶状体不全脱位，右眼浅前房，右眼房角形态异常。

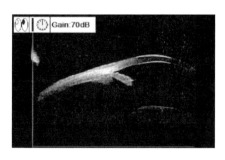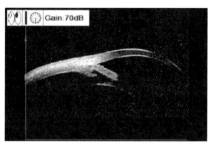

图15-3　UBM

（4）眼眶CT等其余检查无明显异常。

【诊断】

右眼外伤性晶状体不全脱位，右眼外伤性白内障，右眼眼球钝挫伤。

【治疗及随访】

1. 告知患者疾病特点及预后。

2. 择期行"右眼微切口白内障超声乳化吸除术＋右眼人工晶状体植入术"。术前、术后予以局部抗炎、预防感染治疗。术后第1天复查，右眼裸眼视力0.1，眼压12.3 mmHg；右眼结膜充血，角膜轻度水肿，前房深，人工晶状体在位，眼底视网膜平伏。

3. 术后1周、2周、1个月、3个月定期随访，密切观察病情变化。术后3个月矫正视力0.8，眼压15.7 mmHg，无视网膜裂孔和视网膜脱离等并发症发生。术后6个月复诊矫正视力及病情稳定。

病例分析

【病例特点】

1. 患者为右眼受外伤后视物不清 5 小时。

2. 眼科检查见右眼虹膜震颤，晶状体轻度混浊，向下后方偏位。辅助检查提示右眼晶状体不全脱位。

【诊断思路】

结合患者外伤病史、体征及病例特点，可以明确诊断为"右眼外伤性晶状体不全脱位，右眼外伤性白内障，右眼眼球钝挫伤"。晶状体不全脱位为晶状体脱位的一种，根据其原因不同主要鉴别如下。①先天性晶状体脱位：如 Marfan 综合征、Marchesani 综合征和同型胱氨酸尿症等。②晶状体全脱位：移位的晶状体完全离开了瞳孔区，晶状体可移位嵌顿于瞳孔，或脱入前房，或通过视网膜裂孔进入视网膜下空间，甚至经破裂伤口脱出眼外。③自发性晶状体脱位：眼部病变如眼内肿瘤、高度近视和睫状体炎等，引起晶状体位置的异常。

【治疗思路】

1. 要评估晶状体的位置和混浊程度，对患者视力和眼压的影响，是否存在并发症，是否存在先天异常。

2. 对于无并发症的晶状体脱位，若眼压及矫正视力正常，可以通过矫正屈光不正提高视觉质量。

3. 此病例视力下降明显，可以考虑进行白内障超声乳化吸除手术，视情况植入人工晶状体，术中可能需要行前段玻璃体切割术。

【外伤性晶状体不全脱位】

外伤性晶状体不全脱位属于外伤性晶状体脱位，在闭合性或开放性眼外伤中，外伤作用力可直接或间接引起晶状体悬韧带部分或者全部断裂，使晶状体向前或向后倾斜，引起晶状体脱位。患者多为青壮年，有外伤史。患者可能没有临床症状，也可出现视力下降、单眼复视和眩光等症状，临床眼科检查可发现虹膜震颤和晶状体震颤，有些患者可见晶状体赤道部、悬韧带离断和玻璃体嵌顿及角膜水肿等体征。门诊还需要关注患者的眼压，并进行 B 超检查及UBM 检查。B 超检查可以排除患者玻璃体及视网膜的并发症。UBM可以显示房角、晶状体悬韧带，通过对晶状体赤道部与睫状突的距离进行测量对比，及时发现轻度的晶状体不全脱位。

如果晶状体混浊程度及脱位程度较轻，没有伴发其他眼部并发症，对患者视力可能影响不大，可以保守治疗并随访观察。如果晶状体混浊或脱位程度较高，发生玻璃体疝阻塞瞳孔或房角，可引起眼压增高，出现眼痛、视力下降等症状，需要进行手术治疗。根据晶状体不全脱位伴随的症状和体征不同，可以选择适合的手术方式。对于晶状体前脱位，若晶状体脱位程度较小，可选择白内障超声乳化吸除术、玻璃体切割手术及人工晶状体植入术。如果存在眼后段病变，如玻璃体积血和视网膜脱离等，需要进行玻璃体切割，可以选择白内障超声乳化术或直接用玻切头切除晶状体。

✚ 柯治生主任病例点评

外伤性晶状体不全脱位在外伤中较为常见。在眼外伤中，悬韧带损伤可能引起外伤性晶状体不全脱位，老年人由于悬韧带松弛更易发生。外伤性晶状体不全脱位的治疗需要根据不同严重程度采取

笔记

适当的治疗方案。手术治疗是一种常见的方案，由于术前不能很好地判断悬韧带的情况，术中晶状体可能坠入玻璃体腔，所以每一次手术都要做最充分的准备，可能需要联合进行玻璃体切割手术，术中可能发现视网膜裂孔和视网膜脱离等并发症。经过适当谨慎的治疗，可以大幅度提高预后效果。需要强调的是，术前沟通要与患者交代清楚术后视功能与眼球损伤的部位和程度密切相关，如角膜、视网膜视神经的损伤情况，以减少不必要的医疗纠纷。

参考文献

1. 李凤鸣，谢立信. 中华眼科学. 第3版. 北京：人民卫生出版社，2014.

2. 肖天林，吴文灿，王勤美. 眼外伤临床精粹. 武汉：湖北科学技术出版社，2013：120.

3. SALEHIHAD H, TURALBA A. Management of traumatic crystalline lens subluxation and dislocation. International Ophthalmology Clinics, 2010, 50(1)：167–179.

（林祖顺　整理）

病例 16
外伤性晶状体全脱位

病历摘要

【基本信息】

患者，男性，66 岁。

主诉：左眼被麻将砸伤后视物模糊半天。

现病史：患者半天前被麻将砸伤左眼后出现左眼视物模糊，伴眼红、眼痛、头痛、恶心、呕吐，无热泪涌出感、分泌物增多等不适。遂来我院就诊，拟"左眼晶状体脱位"收住入院。

自受伤以来，神志清，精神可，生命体征平稳，二便无特殊。

【体格检查】

全身及一般状况无特殊。

笔记

【眼科检查】

裸眼视力：右眼 0.8，左眼 FC/1 m。

矫正视力：右眼 + 1.50/ − 0.50 × 80 = 0.8，左眼矫正无提高。

眼压：右眼 16.6 mmHg，左眼 13.4 mmHg。

双眼正位，眼球各方向运动无受限。右眼结膜无充血，角膜透明，前房深清，瞳孔圆，直径约 3 mm，对光反射存在，晶状体混浊 C1N1P0，眼底见视盘边界清色可，C/D 约 0.3，视网膜平伏，黄斑中心凹反光未见。左眼眼睑肿胀、皮下瘀血，结膜充血，角膜水肿，前房中深，前房血性混浊，瞳孔圆，直径约 5 mm，对光反射迟钝，隐见晶状体混浊脱入玻璃体腔内，玻璃体血性混浊，眼底窥不清。

【辅助检查】

（1）眼部 B 超（图 16 − 1）：左眼玻璃体混浊，左眼晶状体脱位可能。

（2）UBM（图 16 − 2）：左眼晶状体全脱位、玻璃体嵌顿、前房积血、睫状体脱离。

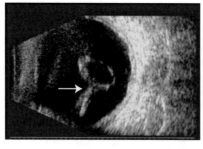 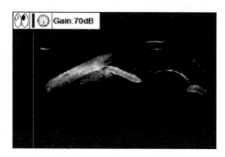

箭头处显示玻璃体腔，可见椭圆
形环状强回声，提示晶状体脱位可能。

图 16 − 1 眼部 B 超   图 16 − 2 UBM

（3）眼眶 CT：左眼晶状体脱位。

（4）黄斑 OCT（图 16 − 3）：左眼屈光介质混浊，隐见黄斑区结构尚可。

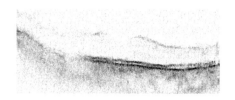

图 16 - 3 黄斑 OCT

【诊断】

左眼外伤性晶状体全脱位，左眼外伤性玻璃体积血，左眼眼球钝挫伤，右眼年龄相关性白内障。

【治疗及随访】

1. 告知患者疾病特点及预后。

2. 择期行"左眼白内障超声粉碎吸除术 + 左眼人工晶状体悬吊术 + 左眼玻璃体切割术 + 左眼玻璃体腔注药术"。术前、术后予以局部抗炎、预防感染治疗。术后第 1 天复查，左眼视力 0.05，眼压 12.8 mmHg，左眼角膜水肿，前房深，房水闪辉（ + + ），人工晶状体在位，眼底视网膜平伏。

3. 术后 1 周、2 周、1 个月、3 个月定期随访，密切观察病情。术后 3 个月复诊，左眼矫正视力 0.7，眼压 16.9 mmHg，无视网膜裂孔和视网膜脱离等并发症发生。术后 6 个月查矫正视力及病情稳定。

病例分析

【病例特点】

1. 患者左眼被麻将砸伤后视物模糊半天。

2. 眼科检查见左眼角膜水肿，隐见晶状体脱入玻璃体腔内，玻璃体血性混浊，眼底窥不清。辅助检查 UBM 提示左眼晶状体全脱位。

【诊断思路】

结合患者外伤病史、体征及病例特点，可以明确诊断为"左眼外伤性晶状体全脱位，右眼年龄相关性白内障"，无须鉴别诊断。

【治疗思路】

1. 详细询问病史，进行全面细致的检查，包括眼眶 CT、B 超、UBM 等辅助检查，评估患者眼部情况，排除是否存在眼内异物及视网膜脱离等并发症。

2. 完善相关检查并排除禁忌证后，尽早进行玻璃体切割及晶状体手术，视情况悬吊植入人工晶状体。对于软核晶状体，可以用玻切头直接切割吸除晶状体；对于硬核晶状体，可以采用超声粉碎吸除晶状体。如果不具备超声粉碎条件，可以使用重水或硅油，将晶状体托至虹膜平面，再行白内障超声乳化手术或小切口囊外手术摘除。

【外伤性晶状体全脱位】

外伤性晶状体全脱位属于晶状体脱位。在闭合性或开放性眼外伤中，晶状体悬韧带全部断裂引起晶状体全脱位。在闭合性眼外伤中，晶状体可以脱位到玻璃体腔、前房、脉络膜上腔；在开放性眼外伤中，晶状体还可以脱位到球结膜下或眼球外完全丢失。临床症状主要为视力下降。晶状体脱位到玻璃体腔是最常见的情况，可以引起角膜水肿、眼压升高、玻璃体积血和视网膜脱离等并发症，需要尽快进行手术治疗。如果晶状体脱位到前房，可引起眼压升高，若晶状体接触到角膜内皮，可引起角膜水肿和角膜失代偿，需要尽快进行手术摘除晶状体。

对于外伤性晶状体全脱位，一般建议尽早进行手术去除脱位的晶状体，减少脱位的晶状体对眼球结构的损伤，尽可能避免后续的一系列并发症。外伤后1周内进行手术，其并发症发生率较低，视力预后较好。对于脱位到前房的晶状体，可以采取前段玻璃体切割及晶状体切割术或采取晶状体囊内摘除术，术中视情况进行前段玻璃体切割术。对于脱位到玻璃体腔的晶状体，进行玻璃体切割术，采用玻切头或超声粉碎技术吸除晶状体，术中使用重水可以更好地保护视网膜。术中根据视网膜等状况综合评估判断是否行Ⅰ期悬吊植入人工晶状体，考虑到眼外伤Ⅰ期手术术后继发并发症的可能性，一般建议Ⅱ期植入晶状体。

柯治生主任病例点评

外伤性晶状体全脱位一般需要尽快进行手术治疗。对于脱位于不同位置的晶状体，可以针对性地采用不同的手术方式，如前段玻璃体切割术、晶状体囊内摘除术和玻璃体切割术。如果晶状体脱位于前房，术中要注意保护角膜内皮，操作前可以从合适的侧切口注入黏弹剂到晶状体前表面分隔保护角膜。术中需要关注是否存在虹膜前后表面附着的玻璃体，特别是机化的玻璃体或凝血块，要尽可能切吸干净，这样可能会部分改善外伤术后经常发生的瞳孔散大的问题，同时降低前段玻璃体增生引起牵拉性视网膜脱离的风险。如果发现虹膜、睫状体截离，可以一并处理。手术治疗后应定期进行随访，若发现并发症，及时进行处理，可以大幅度提高预后效果。同时，术前应与患者详细交代术后视功能的好坏与眼外伤累及的位置和程度相关，可能发生术后低眼压性视网膜病变和低眼压性视神经病变，甚至眼球萎缩。

笔记

参考文献

1. 李凤鸣，谢立信. 中华眼科学. 第3版. 北京：人民卫生出版社，2014.

2. 肖天林，吴文灿，王勤美. 眼外伤临床精粹. 武汉：湖北科学技术出版社，2013：120.

3. LEE S J, KIM I G, PARK J M. Management of posteriorly dislocated crystalline lens with perfluorocarbon liquid and fibrin glue-assisted scleral-fixated intraocular lens implantation. Journal of Cataract & Refractive Surgery, 2013, 39(3)：334 – 338.

（林祖顺　整理）

病例 17
多焦人工晶状体移位

病历摘要

【基本信息】

患者，男性，27 岁。

主诉：右眼被拳头击伤后视物不清伴重影 3 个月。

现病史：患者 3 个月前被拳头击伤出现右眼视物不清伴重影，无畏光、流泪，无眼红、眼痛，无头痛、恶心、呕吐等症状。遂来我院门诊就诊，诊断"右眼人工晶状体移位"，建议手术治疗，门诊拟"右眼人工晶状体移位"收住入院。

既往史：2011 年因"右眼激素性白内障"于我院行"右眼白内障超声乳化吸除术 + 人工晶状体植入术"（人工晶状体型号 SN6AD1，预留 -0.35 D）。既往患湿疹 10 余年，曾服用雷公藤片、沙利度胺等

笔记

药物、静脉滴注地塞米松＋生理盐水（具体不详）治疗。

自受伤以来，神志清，精神可，生命体征平稳，二便无特殊。

【体格检查】

全身及一般状态无特殊。

【眼科检查】

裸眼视力：右眼 0.02，左眼 0.2。

主觉验光：右眼 +8.50 = 1.0，左眼 −3.25 = 1.0。

眼压：右眼 19.8 mmHg，左眼 16.0 mmHg。

右眼结膜无充血，角膜透明，前房中深，房水清，虹膜纹理清晰，瞳孔圆，药物性散大，直径约 6 mm，人工晶状体向上方移位，玻璃体轻度混浊，眼底见视盘界清色红，C/D 约 0.3，黄斑中心凹反光存在，视网膜平伏。左眼结膜无充血，角膜透明，前房中深，房水清，虹膜纹理清晰，瞳孔圆，药物性散大，直径约 6 mm，晶状体中央区后囊混浊，玻璃体轻度混浊，眼底见视盘界清色红，C/D 约 0.3，黄斑中心凹反光存在，视网膜平伏。

【辅助检查】

眼前段照相（图 17 - 1）。

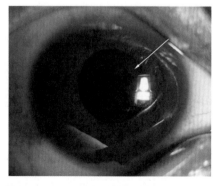

术前眼前段照相：白色箭头处可见原人工晶体下襻。

图 17 - 1　眼前段照相

【诊断】

右眼人工晶状体移位，左眼药物性白内障。

【治疗及随访】

1. 告知患者疾病特点及预后。

2. 建议患者行人工晶状体复位悬吊术，术后定期复查。

3. 术后情况见图17-2。

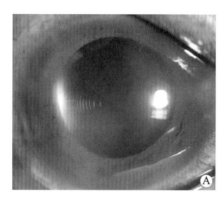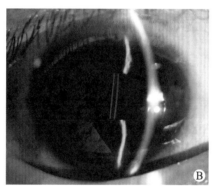

A. 术后第1天眼前段照相；B. 术后1周眼前段照相。

图17-2 前段照相

4. 术后1个月，主觉验光：右眼 -0.50/-0.50×180=1.0，左眼 -3.25=1.0。

5. 术后3个月复查患者右眼矫正视力稳定，近视力达0.8。余无明显不适。

病例分析

【病例特点】

1. 患者，男性，27岁，右眼白内障术后。

2. 右眼被拳头击伤后视物不清伴重影3个月。

3. 眼科检查：右眼人工晶状体移位，矫正视力正常。

【诊断思路】

结合患者的病史、体征及辅助检查，诊断基本明确。

【治疗思路】

1. 首先患者诊断基本明确。

2. 治疗方案的制订：建议行人工晶状体悬吊术，因患者原人工晶状体为多焦人工晶状体，如悬吊原人工晶状体，可能存在偏心、倾斜等问题，无法做到囊袋内植入时的稳定，可能导致视力进一步下降；如放弃原有晶状体，需要行原人工晶状体取出，再植入单焦人工晶状体，手术创伤加大，且患者比较年轻，将可能失去全程视力。

3. 综合多种因素，治疗方案选择悬吊复位原有人工晶状体。

【人工晶状体脱位或半脱位】

人工晶状体脱位或者半脱位是人工晶状体植入术后较为严重的并发症。脱位的人工晶状体不仅直接损伤眼内组织，还会导致诸多并发症。人工晶状体脱位多发生于后房型人工晶状体植入术后，后房型人工晶状体半脱位时可表现为"瞳孔夹持综合征""挡风玻璃刮水器综合征""东西综合征""日出综合征""日落综合征"等。

赵振全主任病例点评

人工晶状体脱位对患者的眼部影响较大，造成这种情况的原因很多，如Ⅰ期白内障手术操作问题、术后囊袋收缩综合征、外伤、玻璃体切割手术导致悬韧带损伤等；一旦发生人工晶状体脱位，根据其对视力的影响大小来决定是否进行手术治疗。人工晶状体的悬吊固定方式很多，该患者原人工晶状体为"2"字形的一片式的多焦人工晶状体，可以采用巩膜缝线固定法，若人工晶状体为三片式设计，则也可以采用巩膜层间固定法固定人工晶状体，但如果原人工晶状体为板状，则无法通过悬吊来固定，只能放弃原晶状体。该患者8年前因"右眼激素性白内障"在我院行"右眼白内障超声乳化吸除术＋人工晶状体植入术"，术后视力良好，考虑到患者比较年轻，对术后视功能要求较高，希望尽可能恢复原有的屈光状态，而多焦型人工晶状体对于镜片的居中及倾斜等要求较高，既往悬吊多焦人工晶状体的情况比较少见。而巩膜缝线固定法悬吊人工晶状体比较成熟，一个有经验的手术医师可以非常好的保证悬吊晶状体的位置居中且不发生倾斜。该患者通过巩膜缝线固定法进行人工晶状体悬吊，术后获得了令人满意的效果。巩膜多焦人工晶状体悬吊术将为一些因囊袋问题无法植入多焦晶状体，从而无法获得全程视力的患者提供一个重要的选择。

参考文献

1. CAN E, BASARAN M R, GÜL A. Scleral fixation of a single-piece multifocal intraocular lens. European Journal of Ophthalmology, 2013, 23(2): 249 – 251.

2. TASKAPILI M, GULKILIK G, ENGIN G, et al. Transscleral fixation of a single-piece hydrophilic foldable acrylic intraocular lens. Canadian Journal of Ophthalmology, 2007, 42(2): 256 – 261.

3. KIM S J, LEE S J, PARK C H, et al. Long-term stability and visual outcomes of a single-piece, foldable, acrylic intraocular lens for scleral fixation. Retina, 2009, 29(1): 91 – 97.

（魏文龙　整理）

病例 18
散光型人工晶状体悬吊

【基本信息】

患者，男性，30岁。

主诉：右眼晶状体切除术后视物不清3个月。

现病史：患者3个月前因"右眼外伤性白内障，右眼外伤性晶状体脱位"于我院行"右眼玻璃体切割并晶状体切割并眼底探查术"，术后恢复可，3个月来，右眼视物不清，无眼红、眼痛等症状。现为求进一步治疗，来我院就诊，拟"右眼无晶状体眼"收治入院。

既往史：3个月前因"右眼角巩膜穿通伤"在我院行"右眼角

笔记

巩膜清创缝合术"。

自发病以来，神志清，精神可，生命体征平稳，二便无特殊。

【体格检查】

全身及一般状态无特殊。

【眼科检查】

裸眼视力：右眼 FC/30 cm，左眼 0.8。

眼压：右眼 9.8 mmHg，左眼 8.3 mmHg。

右眼鼻下方周边角膜可见结膜血管翳，余角膜透明，前房深清，虹膜纹理清，瞳孔欠圆，鼻下方虹膜组织缺损，晶状体缺如，眼底见视盘界清色红，C/D 约 0.3，血管走行可，动静脉比约 2∶3，黄斑凹反光未见，后极部视网膜平伏。左眼无特殊。

【辅助检查】

1. 实验室检查

暂无。

2. 特殊检查

（1）医学验光：右眼 +11.00/ −1.50 × 160 = 0.60，左眼 −0.50 = 1.0。

（2）人工晶状体生物测量仪图像见图 18 − 1。

（3）角膜地形图图像见图 18 − 2。

【诊断】

右眼无晶状体眼，右眼玻璃体切割术后，右眼角巩膜穿通伤清创缝合术后。

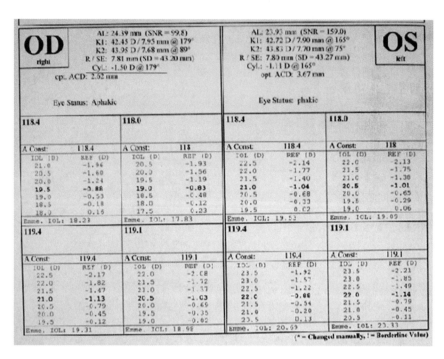

图 18 - 1　人工晶状体生物测量仪图像

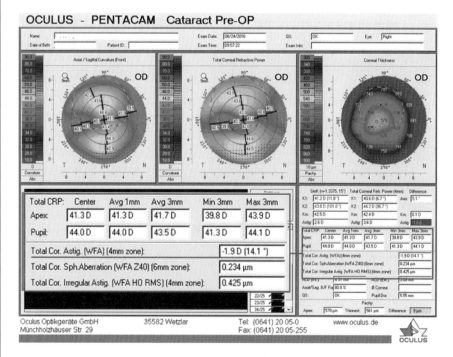

图 18 - 2　Pentacam 角膜地形图图像

【治疗及随访】

1. 告知患者疾病特点及预后。

2. 通过详细的术前检查，可见患者角膜散光较规则，与人工晶状体生物测量仪检查结果接近，建议患者行散光型人工晶状体悬吊植入术，人工晶体型号为 SN6AT3 +19.5 D，术后定期复查。

3. 术后情况见图 18 – 3。

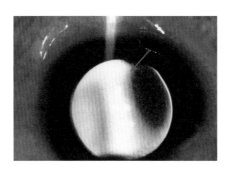

箭头所显示为散光晶状体的轴向。

图 18 – 3　前段照相

4. 术后 6 个月，右眼裸眼视力为 0.8，医学验光显示右眼 +0.25/ – 0.50 × 180 = 0.90，左眼 – 0.75 = 1.0。

病例分析

【病例特点】

1. 患者，男性，30 岁，右眼角巩膜清创缝合术后。

2. 主诉：右眼晶状体切除术后视物不清 3 个月。

3. 眼科检查：右眼晶状体缺如。

4. 辅助检查：患者角膜存在明显规则散光，医学验光提示对侧眼不存在散光。

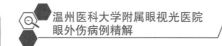

【诊断思路】

结合患者的病史、体征及辅助检查，诊断基本明确。

【治疗思路】

1. 首先患者诊断基本明确。

2. 治疗方案的制订：由于需要行人工晶状体悬吊术，重点在于人工晶状体类型的选择，患者角膜存在明显散光，且形态较规则，若选择单焦人工晶状体，术后会存在明显的散光，需要进一步配镜治疗，造成不便，而选择散光型人工晶状体，可以极大改善术后视觉质量。

3. 综合多种因素，治疗方案选择散光型人工晶状体悬吊植入术。

【无晶状体眼】

无晶状体眼多见于眼外伤术后，眼部条件不适合 I 期人工晶状体植入的情况。 II 期人工晶状体植入的手术方式很多，根据不同情况选择不同类型的人工晶状体，采取不同的植入方式：如眼部仍存在足够的囊膜用于支撑人工晶状体，可以选择睫状沟植入人工晶状体；如无囊膜，可以选择房角支撑型人工晶状体（由于容易引起青光眼、角膜内皮失代偿，现已淘汰）、虹膜夹型人工晶状体、虹膜缝线固定人工晶状体、巩膜缝线固定、巩膜层间固定等多种方式。

赵振全主任病例点评

随着生活水平的提高，医疗技术的不断发展，人们对术后视功能的恢复要求越来越高，不断督促我们向精准医疗发展，针对不同的患者采取个性化的治疗方案。该患者角膜形态规则，存在明显规则的角膜散光，术前矫正视力理想，可以选择散光型人工晶状体植入。散光型人工晶状体植入的要点在于术前散光轴向的确定，尽量减少人工晶状体的倾斜。通过术前计算及缝合点的标定，有经验的医师通过巩膜缝线固定散光型人工晶状体，可以很好地保证人工晶状体不发生明显的倾斜；同时由于是缝线固定，术后不会发生晶状体的旋转移位。针对合适的患者，采取特殊类型的人工晶状体悬吊植入，可以获得令人满意的效果。

参考文献

1. HOIT D G, YOUNG J, STAGG B, et al. Anterior chamber intraocular lens, sutured posterior chamber intraocular lens, or glued intraocular lens: where do we stand? Curr Opin Ophthalmol, 2012, 23(1): 62 – 67.

2. MCGRATH L A, LEE G A. Transscleral fixation of a supplementary toric intraocular lens to prevent rotation in a pseudophakic patient. J Cataract Refract Surg, 2013, 39(1): 134 – 138.

3. BORKENSTEIN A F, REDULAND A, LIMBERGER I J, et al. Transscleral fixation of a toric intraocular lens to correct aphakic keratoplasty with high astigmatism. J Cataract Refract Surg, 2009, 35(5): 934 – 938.

4. ARJMAND P, CHAN T Y, AHMED I I. Transscleral suture fixation following recurrent toric intraocular lens rotation. J Cataract Refract Surg, 2015, 41 (5): 912 – 917.

5. STARK W J, GOTTSCH J D, GOODMAN D F, et al. Posterior chamber intraocular lens implantation in the absence of capsular support. Arch Ophthalmol, 1989, 107(7): 1078 – 1083.

（魏文龙　整理）

病例 19
外伤性玻璃体积血

📋 病历摘要

【基本信息】

患者，男性，47 岁。

主诉：左眼被铁块砸伤后视物不清 31 天。

现病史：患者 31 天前左眼被铁块砸伤后视物不清，无热泪涌出感，无眼红、眼痛，无头晕、头痛、恶心、呕吐等症状，于当地医院行保守治疗（具体不详），症状无明显改善，今为求进一步诊治来我院就诊，门诊拟"左眼外伤性玻璃体积血"收住入院。

自受伤以来，神志清，精神可，胃纳可，睡眠安，二便无特殊。

【体格检查】

全身及一般状况无特殊。

【眼科检查】

裸眼视力：右眼 0.8，左眼 FC/30 cm。

矫正视力：矫正视力无提高。

眼压：右眼 13.1 mmHg，左眼 21.0 mmHg。

双眼正位，眼球各方向运动无受限。右眼检查无特殊。左眼结膜无充血，角膜透明，前房深，少量血性混浊，隐见上方 12 点位虹膜根部离断，瞳孔欠圆，直径约 3 mm，对光反射稍迟钝，晶状体混浊，玻璃体血性混浊，眼底不入。

【辅助检查】

（1）眼部 B 超（图 19 - 1）：右眼玻璃体轻度混浊，左眼玻璃体混浊。

（2）欧堡（图 19 - 2）：玻璃体血性混浊，眼底观察不清。

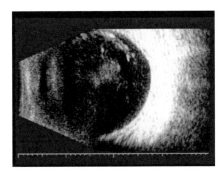
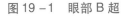

图 19 - 1　眼部 B 超

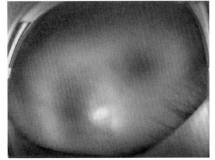

图 19 - 2　欧堡

（3）黄斑 OCT：左眼屈光介质混浊，眼底无法观察。

（4）UBM（图 19 - 3）：左眼鼻侧睫状体脱离，上方虹膜根部离断。

（5）眼眶 CT：无明显异常。

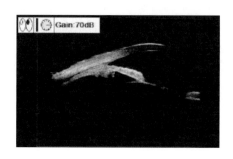

图 19 - 3　UBM

【诊断】

左眼外伤性玻璃体积血，左眼外伤性白内障，左眼虹膜根部离断，左眼睫状体脱离。

【治疗及随访】

1. 告知患者疾病特点及预后。

2. 择期行左眼微切口白内障超声乳化吸除术 + 左眼人工晶状体植入术 + 左眼玻璃体切割术，术中探查眼底未见视网膜裂孔。术前术后予以局部抗炎、预防感染治疗。

3. 术后第 1 日复查，左眼裸眼视力为 FC/BE，左眼眼压为 18.0 mmHg。左眼结膜轻度充血，角膜轻度水肿，前房深度可，房水闪辉（ + ），瞳孔药物性散大约 5 mm，人工晶状体位正，眼底见视盘界清色淡，C/D = 0.3，视网膜平伏，黄斑中心凹反光未见。术后 1 周、2 周、1 个月、3 个月定期随访。术后 3 个月复诊，右眼裸眼视力为 1.0，左眼裸眼视力为 0.5；右眼眼压为 19.5 mmHg，左眼眼压为 20.6 mmHg。左眼角膜透明，前房深清，人工晶状体在位，眼底视网膜平伏。

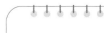

病例分析

【病例特点】

1. 患者为中年男性，左眼受伤后视物不清31天。

2. 眼科检查：左眼前房少量血性混浊，隐见上方12点位虹膜根部离断，晶状体混浊，玻璃体血性混浊，眼底不入。辅助检查提示左眼虹膜根部离断、左眼睫状体脱离、左眼玻璃体积血可能。

【诊断思路】

结合患者外伤病史及体征，可以明确诊断为"左眼外伤性玻璃体积血，左眼外伤性白内障"。对于此类玻璃体积血，首先要排除隐匿性巩膜破裂伤，其他主要鉴别如下：①视网膜静脉阻塞；②视网膜静脉周围炎；③年龄相关性黄斑变性；④视网膜裂孔引起的玻璃体积血；⑤增生型糖尿病性视网膜病变。

【治疗思路】

闭合性眼外伤合并玻璃体积血，若结合B超等检查发现有视网膜脱离等并发症，应尽早进行手术治疗。若没有其他并发症，进行对症保守治疗，观察3周，积血没有明显吸收可行手术治疗。此例患者外伤性玻璃体积血病程已达31天，且无明显好转，建议手术治疗，同时可以治疗外伤性白内障。虹膜根部离断范围较小且位于12点位，一般不影响视功能，可暂不处理。

【外伤性玻璃体积血】

外伤性玻璃体积血可发生于闭合性和开放性眼外伤，可继发于视网膜裂孔、视网膜脱离、虹膜裂伤、虹膜根部离断及脉络膜裂伤等。受眼外伤时，外力使睫状体、视网膜或脉络膜血管破裂，血液进入玻璃体腔引起玻璃体积血，眼外伤是引起玻璃体积血的主要原因。外伤性玻璃体积血的临床表现主要是视力下降、眼前黑影飘动。根据出血量的不同，呈现不同程度的眼前黑影遮挡感。玻璃体积血可影响对视网膜裂孔和脱离的观察，玻璃体积血机化增生牵拉可引起或加重视网膜脱离。对于此类患者，需要散瞳检查眼底，若晶状体明显混浊或出血量大影响眼底的观察，需要做 B 超检查评估眼后段情况。

若外伤性玻璃体积血伴发视网膜脱离等其他病变，或经保守治疗无好转，需要进行玻璃体切割手术，寻找出血病灶，激光光凝视网膜裂孔，复位脱离的视网膜。若出血量较少，且 B 超等检查排除了视网膜脱离等并发症，可以进行保守治疗，但应进行长期随访观察。由于裂孔未闭合或者玻璃体积血的机化增生牵拉，外伤后数月内仍可能发生视网膜脱离。若随访时发现视网膜脱离，应行手术治疗。

柯治生主任病例点评

外伤性玻璃体积血分为伴发视网膜裂孔或视网膜脱离的复杂外伤性玻璃体积血和不伴发视网膜裂孔或视网膜脱离的单纯外伤性玻璃体积血。其 B 超的影像学特征是玻璃体腔点状的混浊，散在粗的条状或膜状物。需要与眼内炎鉴别，二者都表现为玻璃体混浊，眼内炎积脓一般表现为弥散于玻璃体腔的细点状边界欠清楚的反光点，反光略低于玻璃体积血的反光。

对于手术时机的选择有一定的争议，一般复杂外伤性玻璃体积血建议 1 ~ 2 周进行玻璃体切割手术治疗，术中探查眼底情况，及时处理出血病灶，复位视网膜，视网膜激光光凝封闭视网膜裂孔。

此时炎症反应趋于稳定，血管破裂愈合，且纤维增生未完全形成，此时手术，效果相对较好。如果合并脉络膜出血，必要时可一并处理。少量的单纯性玻璃体积血，可以保守治疗随访观察，给予对症药物治疗。若出血量较大，1 个月内保守治疗无法吸收，则建议进行玻璃体切割手术。

参考文献

1. 肖天林，吴文灿，王勤美. 眼外伤临床精粹. 武汉：湖北科学技术出版社，2013：120.

2. 李凤鸣，谢立信. 中华眼科学. 3 版. 北京：人民卫生出版社，2014.

3. YEUNG L, CHEN T L, KUO Y H, et al. Severe vitreous hemorrhage associated with closed-globe injury. Graefes Arch Clin Exp Ophthalmol, 2006, 244(1)：52 - 57.

4. GENDY N. Microperimetric findings after vitrectomy for dense traumatic vitreous hemorrhage. Egyptian Retina Journal, 2019, 6(1)：5.

（林祖顺　整理）

病例 20
外伤性白内障术后
视网膜脱离

📋 病历摘要

【基本信息】

患者，男性，56岁。

主诉：右眼外伤术后视物模糊35天，出现黑影遮挡感1周。

现病史：患者35天前右眼被木块溅伤后出现视物模糊，伴眼红、眼痛，无头痛、恶心等不适。当时于当地医院就诊，诊断"右眼角膜穿通伤"，急诊行"右眼角膜穿通伤清创缝合术"，术后右眼视物模糊无好转。30天前来我院就诊，查眼部B超未见异常，行"右眼白内障超声乳化吸除术＋前段玻璃体切割术"，术中发现虹膜缺如、后囊膜破裂、前部玻璃体部分前溢，术后右眼视物模糊稍好转。20天前患者于我院门诊复查，查B超、欧堡、黄斑OCT

未见异常，建议门诊随访。1周前患者无明显诱因下出现右眼前黑影遮挡感，伴视物模糊加重，当时未予重视，未经诊治。1周来，上述症状逐渐加重。今为求诊治来我院就诊，拟"右眼孔源性视网膜脱离"收住入院。

自受伤以来，神志清，精神可，胃纳可，睡眠安，二便无特殊。

【体格检查】

全身及一般状况无特殊。

【眼科检查】

裸眼视力：右眼 FC/BE，左眼 1.0。

眼压：右眼 10.3 mmHg，左眼 15.9 mmHg。

右眼结膜充血，鼻上方角膜伤口对位可，缝线在位，颞侧角膜切口缝线在位，房水清，虹膜、晶状体、囊膜缺如，玻璃体絮状混浊，可见色素颗粒，眼底见视盘边界清色可，C/D 约 0.3，11 点位周边视网膜见一约 1/2 PD 大小的圆形裂孔，7 - 12 - 2 点位视网膜隆起，累及黄斑区。左眼晶状体密度改变，余查体无特殊。

【辅助检查】

（1）右眼前段照相（图 20 - 1）。

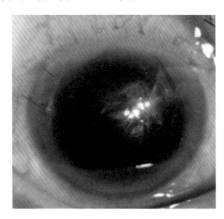

图 20 - 1　右眼前段照相

（2）右眼欧堡（图20-2）。

（3）右眼B超（图20-3）。

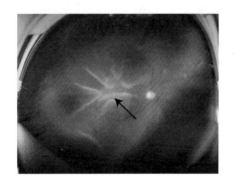

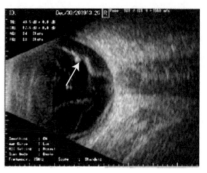

箭头处可见视网膜隆起。

图20-2　右眼欧堡

箭头处提示视网膜隆起。

图20-3　右眼B超

（4）人工晶状体生物测量仪：右眼23.0 mm，左眼23.2 mm。

【诊断】

右眼孔源性视网膜脱离，右眼无晶状体眼，右眼无虹膜眼，右眼角膜穿通伤清创缝合术后。

【治疗及随访】

1. 告知患者疾病特点及预后。

2. 于球后阻滞麻醉下行"右眼玻璃体切割术＋重水压平＋视网膜脱离修复＋玻璃体腔气液交换术＋注油术＋注药术"。

3. 术前、术后予以局部抗炎、预防感染等治疗。

4. 3个月后复查，右眼矫正视力为0.05，右眼视网膜平伏，前段照相、欧堡、黄斑OCT如图20-4，图20-5，图20-6所示，择期行"右眼玻璃体腔硅油取出＋人工晶状体悬吊术"。

笔记

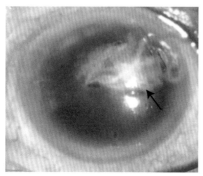

箭头处见角膜瘢痕。

图20-4　前段照相

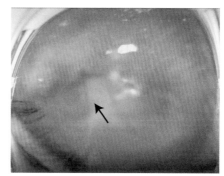

欧堡提示视网膜平伏，箭头处为
角膜瘢痕遮挡所致。

图20-5　欧堡

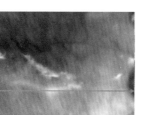

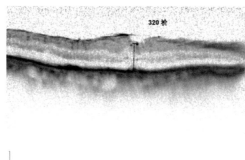

黄斑 OCT 可见黄斑水肿增厚。

图20-6　黄斑 OCT

🔬 病例分析

【病例特点】

1. 老年男性。主诉：右眼视物模糊伴黑影遮挡感1周。1个月前行"右眼白内障超声乳化吸除术+前段玻璃体切割术+右眼角膜穿通伤清创缝合术"。

2. 眼科检查：右眼角膜伤口缝线在位，虹膜、晶状体、囊膜缺如，玻璃体可见色素颗粒，眼底显示11点位周边视网膜见一约

1/2 PD 大小的圆形裂孔，7 – 12 – 2 点位视网膜隆起，累及黄斑区。

3. 辅助检查：欧堡及 B 超显示右眼视网膜隆起。

【诊断思路】

根据患者眼部外伤病史、体征及辅助检查结果，诊断"右眼孔源性视网膜脱离、右眼无晶状体眼、右眼无虹膜眼、右眼角膜穿通伤清创缝合术后"。需要与以下疾病鉴别。

1. 牵拉性视网膜脱离：脱离的视网膜显得表面光滑而向下凹，视网膜固定，可见明显增生条索牵拉视网膜隆起，多见于糖尿病性视网膜病变、视网膜静脉阻塞、视网膜静脉周围炎、早产儿视网膜病变等。

2. 渗出性视网膜脱离：一般有葡萄膜炎、眼部肿瘤或血管性疾病等，存在可移动性视网膜下积液，视网膜脱离部位随体位改变而改变，脱离的视网膜光滑，呈明显的球形，无视网膜裂孔。

3. 外伤性视网膜脱离：患者一般有明确的眼外伤病史，伤后出现视网膜脱离且明确由眼外伤所致。

【治疗思路】

孔源性视网膜脱离，目前主要有两种手术方式：巩膜外冷凝扣带术及玻璃体切割术。对于巩膜外冷凝扣带术，考虑患者虹膜、晶状体、囊膜均缺如，且前部玻璃体已部分切除，在顶压球壁时将造成玻璃体前移。该患者在角膜穿通伤缝合术后，影响视网膜的探查，外伤造成的视网膜锯齿缘损伤可能被遗漏，因此，该患者选择行玻璃体切割术修复脱离的视网膜。

【外伤性白内障术后视网膜脱离】

白内障手术是孔源性视网膜脱离（rhegmatogenous retinal detachment，RRD）的一个危险因素，超声乳化吸除术后 12 个月内 RRD 的风险为 0.036% ~ 0.656%，而普通人群中原发性 RRD 的发

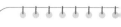

生率为0.0104%～0.0207%，这意味着超声乳化吸除术将RRD的风险至少增加了1.7倍。超声乳化吸除术后的RRD风险最高的时期是在前6个月，然后下降，于2年时趋于稳定，并在10年内始终保持高于另一只眼。这种RRD的风险可能是由年龄、性别、近视、外伤史和术中并发症等多种因素引起的。

有研究认为有外伤史的眼睛行超声乳化吸除术后RRD风险显著增加，这种风险随外伤的性质和严重程度、发生时间、是否破坏了玻璃体或视网膜及是否进行了治疗而变化。

也有研究发现，晶状体后表面的突起可以减小玻璃体对周围视网膜的牵引力，这种保护作用可能在人工晶状体眼中减弱，在无晶状体眼中消失。同时，手术中晶状体囊膜的运动也会引起急性玻璃体牵拉，增加RRD风险。

超声乳化吸除术与术后RRD风险相关的术中并发症主要考虑为后囊膜破裂及前部玻璃体脱失。术中晶状体后囊膜破裂、前玻璃体振荡和前移、玻璃体溢出，引起玻璃体液化、后脱离、结构和成分改变等是术后导致RRD的重要原因。有研究对有玻璃体脱失和无玻璃体脱失的后囊膜破裂眼RRD风险进行特异性比较发现，有玻璃体脱失的眼风险增加，而无玻璃体脱失的眼风险无显著性增加。同时有后囊膜破裂伴玻璃体脱失时，RRD发生的中位时间从31个月缩短到10个月。

⊕ 赵振全主任病例点评

对与本例患者RRD形成的原因，我们有几种考量：①可能与外伤相关。外伤累及玻璃体视网膜，产生视网膜裂孔。由于裂孔较小，并且外伤、手术导致的早期炎症反应，导致裂孔周边网膜粘连紧密。另外也可能玻璃体本身与该处视网膜粘连紧密。这些因素导致患者暂时未发展 RRD，但随着炎症消退或玻璃体液化脱离逐步最终进展成 RRD 。②可能与手术相关。白内障超声乳化吸除并前段玻璃体切割时会牵拉玻璃体，导致玻璃体与视网膜粘连紧密的部位产生视网膜裂孔，之后进展成为 RRD。③疾病发展过程相关。术后晶状体－虹膜隔的损伤，以及前段玻璃体的切除，导致玻璃体前移和活动度增加，容易对周边视网膜产生牵拉，在玻璃体与视网膜粘连紧密的部位引起视网膜裂孔，最终导致 RRD 。

考虑外伤患者存在外伤时就已经出现视网膜裂孔，但可能未发展成为 RRD，因此临床上，外伤患者需要详查视网膜，警惕视网膜裂孔的存在，后囊膜破裂的外伤性白内障患者尤其需要慎重对待。

该患者术后 3 个月复查矫正视力差，主要考虑为角膜瘢痕和黄斑水肿增厚所致。有研究表明，视网膜脱离累及黄斑区超过 1 周，视力预后变差。临床上需要对外伤性白内障术后患者进行宣教，若出现视物遮挡感，及时就诊，不可延误。

外伤性白内障手术中需注意，若术前判断晶状体后囊膜已破裂，术中超声乳化吸除时应减小吸力、缓慢操作，甚至可改用玻切头切除晶状体及前段玻璃体，切除时吸力减小、切速适当提高，如此可减少术中对玻璃体视网膜的牵拉。

参考文献

1. QURESHI M H, STEEL D H W. Retinal detachment following cataract phacoemulsification—a review of the literature. Eye, 2020, 34(4)：616 – 631.

2. 梁丽，刘勤，文瑾，等. 白内障术后视网膜脱离的危险因素分析. 中华眼外伤职业眼病杂志，2019，41(2)：101 – 104.

（陈晓蒙　整理）

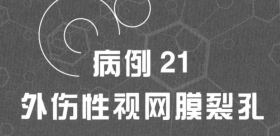

病例 21
外伤性视网膜裂孔

病历摘要

【基本信息】

患者，男性，53 岁。

主诉：左眼被拳头击伤后眼红 1 天。

现病史：患者 1 天前在家中左眼被拳头击伤后出现眼红，伴疼痛、肿胀，不伴视物不清、视物遮挡感等不适，未予诊治。1 天来，症状无明显好转，今为求进一步诊治，来我院门诊就诊。

自受伤以来，患者神志清，精神萎靡，胃纳可，睡眠可，二便无特殊。否认全身疾病病史。

【体格检查】

全身及一般状况无特殊。

笔记

【眼科检查】

裸眼视力：右眼0.8，左眼0.8。

眼压：右眼12.2 mmHg，左眼13.9 mmHg。

双眼正位，眼球各方向运动无受限。左眼结膜充血，下方角膜上皮少量缺损，前房深，房水闪辉（＋），虹膜纹理清，瞳孔圆，直径约3 mm，直接、间接对光反射存在，晶状体透明，玻璃体透明，眼底见视盘界清色红，C/D约0.3，血管走行可，颞侧周边见约1/3 PD大小的撕裂孔，黄斑中心凹反光未见。右眼检查无明显异常。

【辅助检查】

（1）欧堡（图21 -1）：白色箭头所显示为视网膜颞侧周边1/3 PD大小的撕裂孔。

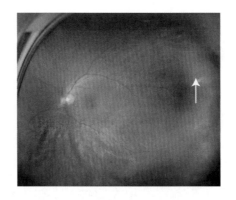

白色箭头所显示为视网膜颞侧周边1/3 PD大小的撕裂孔。

图21 -1　欧堡

（2）黄斑OCT（图21 -2）：黄斑OCT形态尚可。

（3）UBM：房角形态无明显异常。

（4）视野检查：无明显异常。

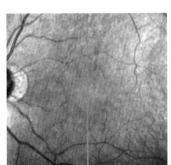
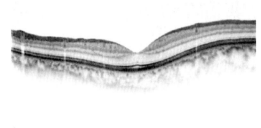

图 21 -2　黄斑 OCT

【诊断】

左眼外伤性视网膜裂孔，左眼眼球钝挫伤。

【治疗及随访】

1. 告知患者疾病特点及预后。

2. 建议患者行"左眼视网膜激光光凝术"，术后定期随访观察。

3. 术后1周、2周（图21-3）、1个月、3个月定期随访，散瞳检查眼底，密切观察病情，防止视网膜脱离等并发症。此例患者随访期间无并发症发生，视力、眼压稳定。

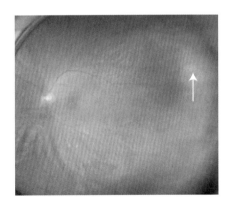

箭头处颞侧周边视网膜可见裂孔及激光斑。

图 21 -3　外伤性视网膜裂孔激光光凝术后欧堡

病例分析

【病例特点】

1. 患者左眼被拳头击伤后眼红 1 天。

2. 眼科检查：左眼结膜轻度充血，下方角膜上皮少量缺损，房水闪辉（＋），眼底颞侧周边见约 1/3 PD 大小的裂孔。眼科检查及辅助检查未发现其他眼部并发症。

【诊断及治疗思路】

结合患者外伤病史及体征，可以明确诊断为"左眼外伤性视网膜裂孔"。对于黄斑区的裂孔一般需要手术治疗，对于血管弓外侧的视网膜裂孔可以通过视网膜激光光凝治疗。治疗后需要密切随访观察病情变化，防止再发裂孔及视网膜脱离的发生。

【外伤性视网膜裂孔】

外伤性视网膜裂孔一般是由锐器伤和钝器伤引起的视网膜全层裂孔。锐器伤引起的视网膜裂孔多发生在锐器直接作用的部位；钝器伤引起的视网膜裂孔多因局部钝挫伤和玻璃体牵拉引起，可见于眼底的任何一个部位，比较常见的是锯齿缘离断、颞下方视网膜裂孔和黄斑裂孔，高度近视的患者产生视网膜裂孔的风险更大。约20% 的外伤性视网膜裂孔在外伤后可立即发现，但在一些外伤性视网膜裂孔病例中，常伴有视网膜水肿或玻璃体积血，需要密切观察病情，在水肿消退后或积血吸收后方可发现视网膜裂孔。若未能及时发现，容易引起视网膜脱离。位于黄斑区的裂孔，若不伴其他需要手术处理的并发症，可以进行保守治疗。若视网膜裂孔位于黄斑区外，裂孔边缘因与玻璃体粘连牵引翘起，容易进展引起视网膜脱离，一旦发现视网膜脱离，应尽早进行手术治疗。

早期发现并进行视网膜激光光凝是一种安全、有效、无严重并发症的治疗方法。光凝术后需要长期随访，观察眼底视网膜裂孔封闭情况及是否存在其余并发症。如果钝挫伤患者玻璃体积血影响了眼底视网膜的检查，且B超等检查怀疑有视网膜裂孔，应尽早进行玻璃体切割手术。

柯治生主任病例点评

外伤性视网膜裂孔可在受伤后数天甚至较长的时间后形成，早期临床症状可能比较轻微，如果临床医师忽略相应体征的检查，一旦漏诊容易引起视网膜脱离等严重并发症，严重影响患者的视力预后。所以应强调任何钝挫伤患者尤其是伴有高度近视的患者，应散瞳详细检查双眼眼底视网膜情况，并保持长时间的定期门诊随访以检查眼底，一旦发现视网膜裂孔或锯齿缘离断，应尽快进行相应的处理。

参考文献

1. 肖天林, 吴文灿, 王勤美. 眼外伤临床精粹. 武汉: 湖北科学技术出版社, 2013: 120.

2. 李凤鸣, 谢立信. 中华眼科学. 3版. 北京: 人民卫生出版社, 2014.

3. KE G, ZHOU E, ZHU K, et al. Retinal break associated with traumatic lens dislocation or subluxation requiring vitrectomy. Graefes Arch Clin Exp Ophthalmol, 2020, 258(3): 693 – 697.

4. ERDURMAN F C, SOBACI G, ACIKEL C H, et al. Anatomical and functional outcomes in contusion injuries of posterior segment. Eye, 2011, 25(8): 1050 – 1056.

（林祖顺　整理）

病例 22
外伤性视网膜脱离

病历摘要

【基本信息】

患者，男性，48 岁。

主诉：右眼被石头击伤后视物不清 9 天。

现病史：患者 9 天前右眼被石头击伤后出现右眼视物不清，无热泪涌出感，无眼红、眼痛，无头晕、头痛、恶心、呕吐等症状，遂至当地医院就诊，具体诊疗不详。9 天来，自觉右眼视物不清无明显改善，今为求进一步诊治来我院门诊就诊，拟"右眼外伤性视网膜脱离"收住入院。

自受伤以来，神志清，精神可，胃纳可，睡眠安，二便无特殊。

【体格检查】

全身及一般状况无特殊。

【眼科检查】

裸眼视力：右眼0.02，左眼1.0。

眼压：右眼8.3 mmHg，左眼9.1 mmHg。

右眼结膜无充血，角膜透明，前房深清，瞳孔圆，直径约3 mm，对光反射存在，晶状体轻度混浊，玻璃体血性混浊，眼底隐见视盘边界清色可，C/D约0.3，2～7点位视网膜青灰色隆起，累及黄斑。左眼检查无特殊。

【辅助检查】

（1）欧堡（图22 - 1）。

（2）眼部B超（图22 - 2）：右眼视网膜脱离，右眼玻璃体混浊（积血可能）。

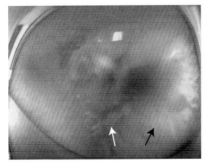

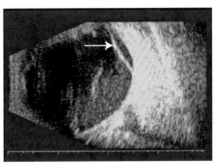

白色箭头处显示玻璃体血性混浊，黑色箭头处显示眼底隐见2～7点位视网膜青灰色隆起，累及黄斑。

红色箭头显示玻璃体腔内可见大量密集均匀点状回声，白色箭头显示球壁前见带状强回声隆起与视盘相连。提示右眼视网膜脱离，右眼玻璃体混浊（积血可能）。

图22 -1　欧堡　　　　　图22 -2　眼部B超

（3）OCT：右眼屈光介质混浊，窥视不清。

（4）UBM：双眼房角开放，右眼前房轻度混浊。

（5）眼眶 CT：双侧眼球及眼眶未见明显外伤性病变。

【诊断】

右眼外伤性视网膜脱离，右眼玻璃体积血，右眼外伤性白内障。

【治疗及随访】

1. 告知患者疾病特点及预后。

2. 择期行"右眼玻璃体切割术＋右眼复杂视网膜脱离手术＋右眼视网膜激光光凝术＋右眼玻璃体腔气液交换术＋右眼玻璃体腔注油术"。术中探查眼底见 2～7 点位视网膜青灰色隆起，3～4 点位周边视网膜可见约 5 PD 的马蹄形裂孔。术前、术后予以局部抗炎、预防感染治疗。术后第 1 天复查，右眼裸眼视力为 0.04，右眼眼压为 6.8 mmHg。右眼角膜轻度水肿，前房深，房水闪辉（＋），晶状体轻度混浊，玻璃体腔硅油填充，眼底见视网膜平伏，裂孔激光封闭可。

3. 术后定期随访，术后 3 个月行"右眼玻璃体腔硅油取出术＋右眼微切口白内障超声乳化吸除术＋右眼人工晶状体植入术"。

4. 硅油取出术后 1 周、2 周、1 个月、3 个月定期随访，密切观察病情，随访期间患者视网膜平伏，病情稳定。硅油取出术后 3 个月复诊，右眼裸眼视力为 0.6，左眼裸眼视力为 1.0；右眼眼压为 15.0 mmHg，左眼眼压为 13.8 mmHg。右眼角膜明，前房深清，人工晶状体位正，眼底见视盘界清色淡，C/D＝0.3，视网膜平伏，裂孔激光封闭可。

病例分析

【病例特点】

1. 右眼受伤后视物不清 9 天。

2. 眼科检查：右眼晶状体轻度混浊，玻璃体血性混浊，眼底见2～7点位视网膜青灰色隆起，累及黄斑，余窥不清。辅助检查眼部B超提示右眼视网膜脱离，右眼玻璃体积血可能。术中探查眼底见3～4点位周边视网膜可见约5 PD的马蹄形裂孔。

【诊断思路】

患者有明确的眼外伤病史，且与患者的视物不清症状密切相关，结合眼科检查及B超等检查，可以初步诊断为"右眼外伤性视网膜脱离、右眼玻璃体积血、右眼外伤性白内障"。主要鉴别如下：①渗出性视网膜脱离：一般见于葡萄膜炎、眼部肿瘤或血管性疾病等，视网膜脱离部位随体位变化而变化，脱离的视网膜光滑无皱褶，无视网膜裂孔。②牵拉性视网膜脱离：脱离的视网膜固定，可见明显增生条索牵拉视网膜隆起，多见于糖尿病性视网膜病变、视网膜静脉阻塞等。③孔源性视网膜脱离：检查眼底可见网膜裂孔，视网膜一般呈波浪状青灰色隆起，多合并视网膜退行性病变。

【治疗思路】

1. 详细询问病史，进行全面的眼部专科检查及辅助检查。

2. 排除手术禁忌证后行视网膜脱离修复手术治疗。

【外伤性视网膜脱离】

外伤性视网膜脱离可见于闭合性眼外伤和开放性眼外伤，其中闭合性眼外伤合并视网膜脱离占70%～86%。在开放性眼外伤中，锐器可以直接作用于视网膜，形成视网膜裂孔及视网膜脱离；多伴有眼内出血，出血机化增生，可牵引视网膜形成视网膜裂孔或视网膜脱离。开放性眼外伤并发眼内出血应注意随访，警惕视网膜裂孔和视网膜脱离的发生，视网膜裂孔一般位于穿通伤口的位置

笔记

或出血机化牵拉的位置。而闭合性眼外伤多由钝器作用引起，通常在外伤作用力的传导牵引下，容易产生锯齿缘离断或者玻璃体基底部附着的周边视网膜撕裂或牵拉产生视网膜裂孔，进而出现视网膜脱离。视网膜脱离可能不是在受伤后马上出现，需要散瞳详细检查眼底，以便及时发现视网膜裂孔而进行相应治疗，避免误诊、漏诊的发生。临床不应单凭患者主诉或者眼部 B 超，详细的散瞳检查可以发现周边视网膜存在的视网膜裂孔或者视网膜浅脱离。

外伤性视网膜脱离一般需要手术治疗。若视网膜脱离发生于闭合性眼外伤，且屈光介质混浊程度允许详细检查眼底并定位眼底视网膜裂孔情况，可以选择巩膜冷凝扣带手术。若外伤性视网膜脱离合并玻璃体积血等其他并发症，需尽早行玻璃体切割手术，清除玻璃体积血，探查眼底复位视网膜，处理发现的其他视网膜病变，尽可能重建眼球结构和功能，恢复视力。外伤性视网膜脱离术后的主要并发症有继发性青光眼和增生性玻璃体视网膜病变，需要密切随访进行相应的处理，以最大程度改善预后。

🏥 柯治生主任病例点评

外伤性视网膜脱离是眼外伤预后不佳的主要因素之一。治疗方式主要有巩膜冷凝扣带术和玻璃体切割手术。如果屈光介质尚可，没有巩膜及玻璃体伤道，检查眼底发现裂孔小和少或仅有小范围的锯齿缘截离，可以考虑外路手术。而在玻璃体切割手术中，有些视网膜增生机化较多者，可能要松解切除 1～3 mm 宽的隔离带，防止以后瘢痕增生，引起继发性视网膜脱离累及黄斑等重要部位，有时可能需要行巩膜外加压手术来松解外伤引起的视网膜牵拉。如果视网膜缺损严重，可能需要长期玻璃体腔保持填充物；而有些外伤性出血性视网膜脱离，未见裂孔和伤道者，可以门诊随访观察，不急于手术介入。

参考文献

1. 肖天林，吴文灿，王勤美. 眼外伤临床精粹. 武汉：湖北科学技术出版社，2013：120.

2. 李凤鸣，谢立信. 中华眼科学. 3 版. 北京：人民卫生出版社. 2014.

3. CORRALES G，CURRERI A. Eye trauma in boxing. Clin Sports Med，2009，28（4）：591 – 607.

4. LIN H，LEMA G M，YOGANATHAN P. Prognostic indicators of visual acuity after open globe injury and retinal detachment repair. Retina，2016，36（4）：750 – 757.

（林祖顺　整理）

笔记

病例 23
外伤后脉络膜脱离、视网膜脱离

病历摘要

【基本信息】

患者，男性，46 岁。

主诉：右眼被铁丝戳伤后视物不清半天余。

现病史：患者半天余前右眼被铁丝戳伤后出现视物不清，伴眼红、眼痛，伴热泪涌出感，无头晕、头痛、恶心、呕吐等症状，急来我院就诊，门诊拟"右眼角膜穿通伤"收住入院。

自受伤以来，神志清，精神可，生命体征平稳，二便无特殊。

【体格检查】

全身及一般状况无特殊。

笔记

【眼科检查】

裸眼视力：右眼 HM/BE，左眼 0.8。

眼压：右眼未测，左眼 10.9 mmHg。

双眼正位，眼球各方向运动无受限。右眼结膜中度充血，角膜水肿，角膜中央区可见一直径约 2 mm 的半月形全层角膜伤口，前房极浅，血性混浊，隐见人工晶状体在位，余窥不入。左眼检查无特殊。

【辅助检查】

眼眶 CT：无明显异常。

【诊断】

右眼角膜穿通伤，右眼人工晶状体眼。

【治疗及随访】

1. 告知患者疾病特点及预后。

2. 急诊下行"右眼角膜穿通伤清创缝合术"。

3. 术后第 1 天查体（图 23-1），右眼结膜充血，角膜轻度水肿，角膜近瞳孔区可见约 2 mm 的穿通伤口闭合可，缝线在位。前房深，闪辉(+)，瞳孔欠圆，药物性散大，人工晶状体在位，眼底窥不清，结合 B 超（图 23-2）等检查结果补充诊断：右眼角膜穿通伤，右眼人工晶状体眼，右眼视网膜脱离，右眼脉络膜脱离。

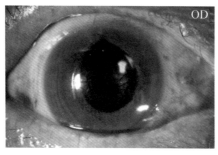

图 23-1　术后 1 天眼前段照相

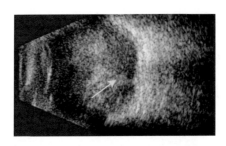

箭头显示玻璃体腔隐见"V"形带状强回声隆起尖端与视盘相连,周边球壁
似可见弧形带状回声,提示右眼视网膜脱离,右眼脉络膜脱离。

图 23-2　术后 1 天眼部 B 超

4. 给予局部及全身激素、局部睫状肌麻痹剂及止血药物等对
症治疗。术后 4 天查体(图 23-3),见右眼眼底视盘界清色可,
C/D 约 0.4,视网膜皱褶,局部实性隆起;查黄斑 OCT(图 23-4)
提示黄斑区结构尚可,周边视网膜高度隆起;复查 B 超(图 23-5),
提示为出血性脉络膜脱离,出血性视网膜脱离。

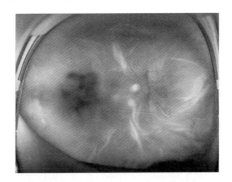

图 23-3　术后 4 天欧堡

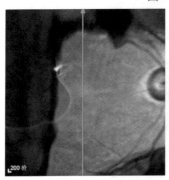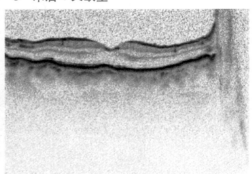

图 23-4　术后 4 天黄斑 OCT

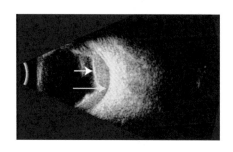

玻璃体腔见少量点团状回声，白色箭头处可见带状回声与视盘相连，周边球壁可见弧形带状回声隆起；黄色箭头显示其下方可见致密点状回声。提示出血性脉络膜脱离，出血性视网膜脱离。

图23-5　术后4天眼部B超

5. 继续原治疗方案，术后1周复查眼部B超显示情况好转（图23-6），眼底检查见视盘界清色可，下方及鼻下方视网膜皱褶，周边未发现明显视网膜裂孔（图23-7）。

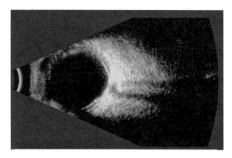
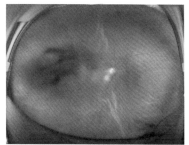

图23-6　术后1周眼部B超　　　　图23-7　术后1周欧堡

6. 继续保守治疗，随访观察。术后3个月复查（图23-8，图23-9），眼底视网膜平伏，右眼矫正视力为 -0.50/ -3.50×135 =0.10，左眼矫正视力为 -0.00/ -1.00×90 =0.50；右眼眼压为16.3 mmHg，左眼眼压为11.5 mmHg。右眼眼底视网膜平伏，无其余并发症。

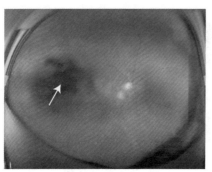
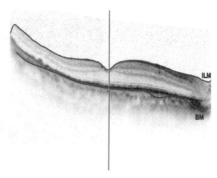

右眼眼底视网膜平伏，箭头处可见
角膜伤口缝线投影。

图 23 -8　术后 3 个月欧堡　　　图 23 -9　术后 3 个月黄斑 OCT

病例分析

【病例特点】

1. 患者右眼被铁丝戳伤后视物不清半天余。

2. 眼科检查见右眼角膜水肿，角膜中央区可见一直径约 2 mm 的半月形全层角膜伤口，人工晶状体在位，未见其余明显损伤。

3. 急诊手术行"右眼角膜穿通伤清创缝合术"，术后 B 超等辅助检查发现右眼视网膜脱离、右眼脉络膜脱离。给予局部及全身激素、局部睫状肌麻痹剂、止血药物等对症治疗，视网膜脱离、脉络膜脱离逐渐好转。

【诊断思路】

结合患者外伤病史及体征，可以明确诊断为"右眼角膜穿通伤，右眼人工晶状体眼"，急诊手术后根据眼部 B 超等相关检查结果，可以补充诊断"右眼出血性视网膜脱离，右眼出血性脉络膜脱离"。

【治疗思路】

1. 积极进行术前准备，急诊手术行"右眼角膜穿通伤清创缝合术"，急诊手术后详细检查，评估眼部病情，排查相关并发症。

2. 发现并发症视网膜脱离，由于屈光介质不清，不能进一步检查明确相关类型。一般在眼外伤后约 7 天进行手术治疗，这样可以减少进一步出血的风险，待眼部炎症趋于稳定，可以有足够的时间详细检查以明确病情及诊断。

3. 观察期间，屈光介质好转，检查眼底情况未发现视网膜裂孔，考虑渗出或出血引起视网膜脱离，且视网膜、脉络膜逐渐平伏，继续采取预防感染、抗炎保守治疗，病情逐渐好转。

【外伤后脉络膜脱离、视网膜脱离】

外伤性视网膜脱离是眼外伤的一种常见并发症，在开放性眼外伤患者中视网膜脱离患者占 29%，而脉络膜脱离患者占 18%～34%。若眼外伤累及眼后段（Ⅲ区眼外伤），并发玻璃体积血，受伤后视力严重下降，这些情况可能预示着较大的可能会发生外伤性视网膜脱离。

脉络膜脱离发生的关键因素是低眼压，可见于眼外伤后或内眼手术后，以及一些炎症性眼部疾病如巩膜炎、交感神经眼炎等。在眼部受到外伤作用力时，可直接损伤眼球壁的结构，破坏血－眼屏障。球壁的破坏可以引起持续性的低眼压，使脉络膜血管灌注压处于相对较高的水平。同时，外伤导致的炎症引起血管扩张、通透性增加，渗出增多，诱发渗出性视网膜脱离或脉络膜脱离。眼外伤若直接破坏血管结构，可引起出血性视网膜脱离或脉络膜脱离。

若屈光介质清楚，应散瞳进行详细的眼底检查，若检查未发现视网膜裂孔等并发症，可以在重建解剖结构完成的前提下进行保守治疗。予以睫状肌麻痹剂、局部及全身激素减少炎症反应，控制眼压稳定及其他对症治疗，多数病例在 7～10 天能逐渐好转。若未能好转，建议进行手术干预治疗。由于眼外伤患者病情差异很大，具

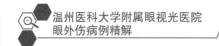

体的预后难以预测。一般认为，视力预后跟受伤后的视力、黄斑状态及是否并发眼内炎有关。

柯治生主任病例点评

眼外伤引起的脉络膜脱离、视网膜脱离治疗的关键是判断是否存在视网膜裂孔。若屈光介质清楚，应散瞳详细检查眼底，结合患者的外伤史、眼底检查、对侧眼体征等进行综合判断，若未发现视网膜裂孔，不必急于采取手术治疗，需要权衡手术的利弊，密切观察视网膜脱离的变化。此病例外伤造成角膜穿通伤口未直接伤及眼后段，对侧眼检查未发现变性带及裂孔，观察期间屈光介质逐渐清楚，视网膜、脉络膜逐渐平伏，未发现裂孔，考虑无视网膜裂孔的可能性大，选择保守治疗，取得了较好的效果。

参考文献

1. OBUCHOWSKA I, MARIAK Z. Choroidal detachment-pathogenesis, etiology and clinical features. Klinika Oczna, 2005, 107(7/9): 529 – 532.

2. STRYJEWSKI T P, ANDREOLI C M, ELIOTT D. Retinal detachment after open globe injury. Ophthalmology, 2014, 121(1): 327 – 333.

3. 肖天林, 吴文灿, 王勤美. 眼外伤临床精粹. 武汉: 湖北科学技术出版社, 2013: 120.

4. 李凤鸣, 谢立信. 中华眼科学. 3 版. 北京: 人民卫生出版社, 2014.

（林祖顺　整理）

病例 24
外伤性增生性玻璃体
视网膜病变

病历摘要

【基本信息】

患者，男性，33 岁。

主诉：左眼眼前黑影遮挡 1 个月。

现病史：患者 1 个月前无明显诱因出现左眼眼前黑影遮挡，伴眼前黑影飘动，无眼红、眼痛等不适，无头晕、头痛等，未诊治，1 个月来症状未见明显好转。故就诊于我院门诊，诊断为"左眼视网膜脱离"，建议入院手术治疗，门诊拟"左眼视网膜脱离"收治入院。

既往史：患者 5 个月前因"左眼巩膜穿通伤，左眼眼内炎"于我院行"左眼巩膜穿通伤清创缝合术及左眼玻璃体腔注药术（万古

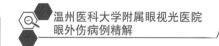

霉素＋头孢他啶）"，巩膜伤口位于颞下方距角巩膜缘 4 mm 处，平行角膜缘长约 2 mm。术后左眼眼内炎症消退，眼底检查、B 超、UBM 未见明显异常，故准予患者出院，定期复查。在外伤术后 2 个月复查中行眼底检查及 B 超检查，未见视网膜脱离，最佳矫正视力1.0。此次因"左眼眼前黑影遮挡 1 个月"再次就诊于我院，检查发现左眼视网膜脱离。

自发病以来，神志清，精神可，生命体征平稳，胃纳可，睡眠可，二便无特殊。

【体格检查】

全身及一般状态无明显异常。

【眼科检查】

裸眼视力：右眼 1.0，左眼 FC/20 cm。

主觉验光：右眼 +0.75 = 1.0，左眼矫正无提高。

眼压：右眼 11.5 mmHg，左眼 9.8 mmHg。

右眼结膜无充血，角膜透明，前房深度可，房水清，虹膜纹理清晰，瞳孔圆，直径约 3 mm，对光反射存在，晶状体透明，玻璃体轻度混浊，眼底见视盘边界清色可，C/D 约 0.3，视网膜平伏，黄斑中心凹反光存在。左眼结膜无充血，角膜透明，前房深度可，房水清，虹膜纹理清晰，瞳孔圆，直径约 3 mm，对光反射存在，中央区晶状体透明，位置正常，下方玻璃体混浊，眼底见视盘界清色可，C/D 约 0.3，隐见颞下方视网膜青灰色隆起，因下方玻璃体混浊遮挡，细节观察欠清。

【辅助检查】

1. 实验室检查

无明显异常。

2. 特殊检查

（1）外伤术后欧堡（图24-1）。

（2）术前 B 超（图24-2）：玻璃体混浊，视网膜脱离。

（3）术前欧堡（图24-3）。

（4）术中情况（图24-4）。

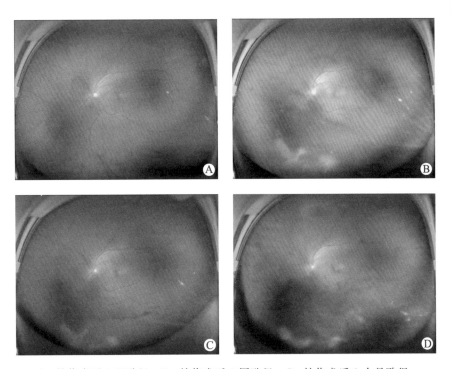

A. 外伤术后 1 天欧堡；B. 外伤术后 1 周欧堡；C. 外伤术后 1 个月欧堡；
D. 外伤术后 2 个月欧堡。

图 24-1　外伤术后欧堡

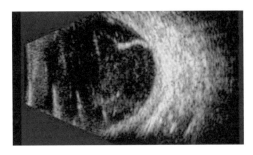

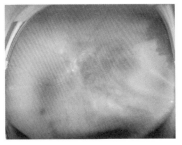

图 24-2　术前眼部 B 超　　　　图 24-3　术前欧堡

笔记

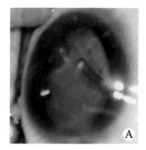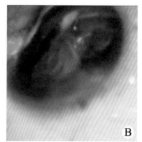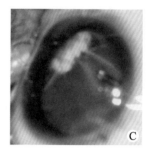

A. 4点位周边视网膜裂孔；B. 5点位增生膜；
C. 4点位近锯齿缘处见1根睫毛嵌顿。

图24－4　术中情况

【诊断】

左眼视网膜脱离，左眼眼内炎（注药术后），左眼巩膜穿通伤（清创缝合术后）。

【治疗及随访】

1. 告知患者及家属目前病情及预后。

2. 行"左眼微切口白内障超声乳化吸除术＋玻璃体切割术"，术中见4点位近锯齿缘视网膜处嵌顿1根睫毛样异物，4点位可见1个1/2 PD大小的视网膜裂孔，4～5点位周边部视网膜表面可见增殖膜，颞侧视网膜呈青灰色隆起。取出异物，因增生膜与视网膜粘连紧密难以分离，切开4～5点位视网膜及增生膜，松解牵拉，注入重水平伏视网膜，激光光凝裂孔区及切开区视网膜，注入硅油。嘱患者术后右侧头高卧位。根据术中所见，修正诊断为"左眼牵拉合并孔源性视网膜脱离"，补充"左眼增生性玻璃体视网膜病变"诊断。

3. 术后随访3个月最佳矫正视力0.2，视网膜平伏，择期行硅油取出术。

病例分析

【病例特点】

1. 青年男性，左眼巩膜穿通伤清创缝合术后，眼内炎注药术后。

2. 眼科检查：隐见左眼颞下方视网膜呈青灰色隆起。

3. 辅助检查：B超提示左眼视网膜脱离。

4. 术中见4点位近锯齿缘视网膜处嵌顿1根睫毛样异物，4点位周边部见裂孔，4~5点位周边部视网膜表面可见增生膜。

【诊断及治疗思路】

首先我们要对视网膜脱离的原因进行分析。患者无葡萄炎性疾病、眼内寄生虫、脉络膜肿瘤及恶性高血压等全身疾病病史，考虑渗出性视网膜脱离可能性小；而患者具有开放性眼外伤病史，推测外伤后导致视网膜损伤形成孔源性或牵拉性视网膜脱离可能性大。孔源性或牵拉性视网膜脱离均为手术指征，由于下方玻璃体混浊明显，下方视网膜情况欠清，故我们选择玻璃体切割术进行治疗，切除混浊的玻璃体后行眼底探查，明确视网膜脱离的原因。

术中探查眼底发现4~5点位视网膜存在裂孔、增生膜及眼内异物嵌顿。从患者外伤术后欧堡检查可见，颞下方前部玻璃体牵拉明显（图24-1），推测玻璃体可能嵌顿于4点位原伤口中；在玻璃体切割术中探查眼底，可见4点位近锯齿缘处嵌顿1根睫毛样异物。眼内组织、异物的嵌顿持续刺激伤口，使伤口附近的炎症反应剧烈，迁延不愈，导致了局部增生形成。且外伤Ⅰ期术后我们

149

行眼底检查未见裂孔，此次术中检查裂孔位置与增生膜位置相近，考虑外伤性增生性玻璃体视网膜病变牵拉裂孔形成可能性大，后形成视网膜脱离。故术中我们对视网膜裂孔、增生膜及异物进行处理，联合异物取出、视网膜切开、剥膜、激光、硅油填充，复位视网膜。

【增生性玻璃体视网膜病变】

增生性玻璃体视网膜病变（proliferative vitreoretinopathy，PVR）是孔源性视网膜脱离及其术后常见的并发症，主要是视网膜色素上皮（retinal pigment epithelium，RPE）细胞迁移，刺激炎症反应，并以 RPE 为支架形成增生的过程。外伤也可导致 PVR 的形成，外伤后，特别是存在玻璃体积血、组织嵌顿时，局部血 - 视网膜屏障被破坏，炎症反应剧烈，各种细胞及炎症介质进入眼内环境中，包括巨噬细胞、细胞因子和生长因子等，它们对 RPE、邻近的神经胶质细胞和视网膜细胞外基质的成纤维细胞产生影响，使 RPE 表达炎症相关细胞表面受体和成纤维细胞增生，形成具有收缩性质的增生膜，牵拉视网膜形成裂孔或造成视网膜脱离。在累及后节的开放性眼外伤中，外伤性 PVR 发生率为 70%，主要表现为在脱离的视网膜表面或视网膜下形成增生膜。当开放性眼外伤合并外伤性玻璃体积血、组织嵌顿、视网膜裂孔、视网膜脱离、脉络膜脱离及持续性眼内炎症时，眼内的成纤维细胞更加活跃，增加了 PVR 形成的可能性和严重性。

根据 PVR 的发病机制，炎症反应在 PVR 的发生、发展过程中发挥重要作用，故糖皮质激素为预防或治疗 PVR 的主要药物，如曲安奈德、地塞米松等，其给药途径包括局部及全身用药。结膜囊给药是最简易、方便的给药方式，但受结膜囊容积、泪液循环及药物角膜通透性的影响，药物被眼内组织吸收有限。全身应用糖皮质激素达到眼内含量较高，但长期应用具有较多并发症，如向心性肥胖、电解质紊乱、消化道出血、骨质疏松、精神症状及眼压升高等；玻璃体腔注射糖皮质激素可使眼内药物浓度快速达到有效治疗浓度，避免全身并发症，但也存在高眼压、白内障形成等并发症。

玻璃体切割术为治疗 PVR 的主要手术方式，常联合视网膜切开、剥膜、激光、眼内填充等操作，增生严重、视网膜复位不佳的病例也可联合巩膜扣带术。

赵振全主任病例点评

我们在外伤 I 期缝合伤口时应避免眼内组织在伤口的嵌顿，包括玻璃体、视网膜、虹膜等组织，且需要仔细检查伤口，避免异物遗漏；还须仔细检查眼底，特别是周边视网膜，排除周边视网膜的损伤。在行玻璃体切割术时，要仔细剥除视网膜表面增生膜；对于视网膜下增生膜，若已造成明显牵拉，视网膜无法平伏，要予以取出；对于病程较长的 PVR，增生膜僵硬，与视网膜粘连紧密难以分离时，可行视网膜切开，解除局部牵拉，以使视网膜平伏。

参考文献

1. 肖天林,吴文灿,王勤美. 眼外伤临床精粹. 武汉：湖北科学技术出版社,2013：163.

2. 李凤鸣. 眼科全书. 北京：人民卫生出版社,1996；3257.

3. PASTOR J C, ROJAS J, PASTOR-IDOATE S, et al. Proliferative vitreoretinopathy: a new concept of disease pathogenesis and practical consequences. Prog Retin Eye

Res, 2016, 51:125 - 155.

4. KRUGER E F, NGUYEN Q D, RAMOS-LOPEZ M, et al. Proliferative vitreoretinopathy after trauma. Int Ophthalmol Clin, 2002, 42(3):129 - 143.

（王司仪　整理）

病例 25
钝挫伤后视网膜分支动脉阻塞

病历摘要

【基本信息】

患者，男性，32 岁。

主诉：右眼被拳头击伤后眼痛 10 天，上方出现黑影遮挡感 6 天。

现病史：患者 10 天前右眼被拳头击伤后出现眼痛，伴眼红、流泪，无视物模糊、眼前黑影遮挡感，无头痛、头晕，无恶心、呕吐等不适。未经诊治，休息后上述症状自行好转。6 天前无明显诱因出现右眼上方黑影遮挡感，未予重视，未经诊治，3 天后，上述症状无好转及加重。遂于 3 天前至当地医院就诊，诊断"右眼视网

笔记

膜分支动脉阻塞",予以硝酸甘油舌下含服、右眼按摩及前房穿刺治疗,治疗后上述症状稍好转。今为求进一步诊治来我院门诊就诊。

自受伤以来,神志清,精神可,胃纳可,睡眠一般,二便无特殊。

【体格检查】

全身及一般状况无特殊。

【眼科检查】

裸眼视力:右眼0.1,左眼0.1。

主觉验光:右眼 −1.5 = 1.0,左眼 −1.5 = 1.0。

眼压:右眼 10.8 mmHg,左眼 13.9 mmHg。

双眼眼前节(−),右眼眼底见视盘界清色红,C/D 约 0.3,颞侧可见萎缩弧,豹纹状眼底改变,下方后极部视网膜苍白水肿,视网膜平伏,黄斑中心凹反光存在。左眼眼底见视盘边界清色可,C/D 约 0.3,颞侧可见萎缩弧,豹纹状眼底改变,视网膜平伏,黄斑中心凹反光存在。

【辅助检查】

(1)右眼欧堡(图 25 −1)。

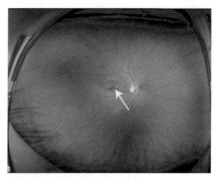

箭头处见下方后极部视网膜苍白水肿。

图 25 −1 右眼欧堡

（2）右眼黄斑 OCT（图 25 - 2）。

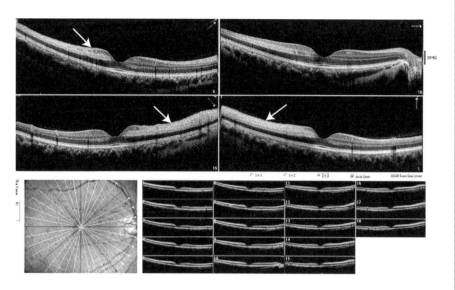

箭头处提示下方黄斑区内层视网膜水肿增厚，各层结构模糊不清，外丛状层以内反射增强，外核层反射减弱。

图 25 - 2　右眼黄斑 OCT

（3）右眼荧光素眼底血管造影术（fluorescein fundus angiography，FFA）（图 25 - 3）。

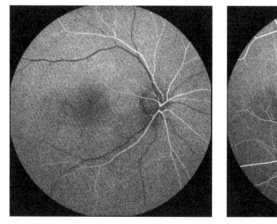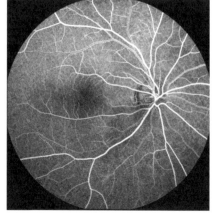

FFA 提示颞下方动脉充盈迟缓，存在"冲锋现象"，动静脉期延长。

图 25 - 3　右眼 FFA（31.2 s 及 37.0 s）

（4）右眼视野（图25－4）。

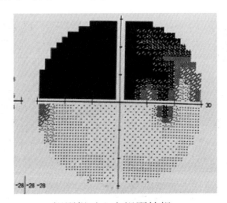

视野提示上方视野缺损。

图25－4　右眼视野

【诊断】

右眼视网膜颞下分支动脉阻塞，右眼眼球钝挫伤，双眼屈光不正。

【治疗及随访】

1. 告知患者疾病特点及预后。

2. 予以吸氧、扩张血管（硝酸甘油0.5 mg舌下含服，银杏达莫注射液静脉滴注）、改善微循环（复方樟柳碱注射液颞浅动脉旁皮下注射）、营养神经（甲钴胺片口服）治疗。

3. 3个月后复查，患者自感上方黑影遮挡范围较前有所缩小，检查视力同前，如图25－5所示。

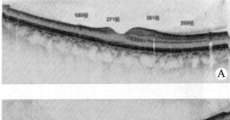

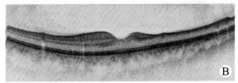

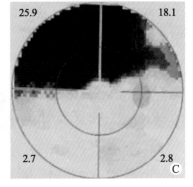

A、B. 3个月后复查黄斑OCT提示下方神经纤维层变薄；C. 3个月后视野提示中心视野上半部缺损，鼻上方视野较前好转。

图25－5　黄斑OCT及视野

病例分析

【病例特点】

1. 青年男性，右眼被拳头击伤后眼痛 10 天，上方出现黑影遮挡感 6 天。

2. 眼科检查：右眼下方后极部视网膜苍白水肿。

3. 辅助检查：黄斑 OCT、FFA 及视野提示右眼视网膜颞下分支动脉阻塞。

【诊断思路】

本病例为钝挫伤后 4 天出现下方后极部视网膜苍白水肿，黄斑 OCT 显示由于病程较久，水肿开始吸收，水肿较轻微。据眼科检查、OCT、FAA 诊断为视网膜分支动脉阻塞，需要与以下疾病鉴别。

1. 视网膜脱离：视网膜神经上皮层与色素上皮层之间的分离，根据眼部 B 超及 OCT 可与之鉴别。

2. 视网膜震荡：钝挫伤后轻度的视网膜灰白色混浊水肿，可有不同程度的视力下降；2 ~ 3 天后水肿吸收，视力和视网膜外观恢复，后遗症极少。FFA 显示水肿视网膜遮蔽脉络膜背景荧光，无荧光渗漏，在 RPE 水平有轻度染色，之后也消失，OCT 显示光感受器外节的高反射，并在数日后消失。

3. 视网膜挫伤：钝挫伤后重度的视网膜乳白色混浊，多伴有眼底出血，伤后 1 ~ 2 周视网膜水肿吸收后，在损伤区出现永久性的组织损伤。FFA 显示在水肿区域，造影早期因荧光遮蔽为弱荧光，后期在视网膜的深层出现荧光渗漏。

4. 视网膜中央动脉阻塞：视网膜中央动脉不全或全阻塞数天

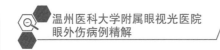

后，水肿逐渐吸收，仅后极部存在局限性水肿。水肿混浊区域与相应区域动脉的供应范围不一致，是两者鉴别的根本点。

【治疗思路】

本病例右眼视网膜分支动脉阻塞病程已经6天，治疗效果差。该病例的治疗与视网膜中央动脉阻塞的治疗基本一致，治疗需要争分夺秒，可给予吸氧（95%氧+5%二氧化碳）、降低眼压、血管扩张剂、纤溶制剂、改善微循环、营养神经治疗等，但因为视力预后明显好于视网膜中央动脉阻塞，一般不采用具有创伤性的治疗手段。

【视网膜分支动脉阻塞】

外伤是视网膜动脉阻塞（retinal artery occlusion，RAO）的病因之一，可导致视网膜分支动脉阻塞（branch retinal artery occlusion，BRAO）或视网膜中央动脉阻塞（central retinal artery occlusion，CRAO）。多见于头部外伤和眼部钝挫伤，多数病例于伤后数小时发生，也有病倒于伤后数天发生。

钝挫伤致RAO的发病机制：眼球遭受钝力作用后瞬间变形，视网膜血管被异常拉伸，导致弹性较差的血管内皮细胞层连续性被破坏，暴露其下的胶原纤维，引起血小板聚集，触发凝血级联反应，形成血栓，阻塞视网膜动脉。

BRAO诊断：①症状：不累及黄斑者，可能感觉不到视力改变或仅感觉视力模糊或有固定黑影；累及黄斑者，可感到视力急剧下降。②体征：阻塞血管区域的视网膜变白（后极部最明显）。③辅助检查：FFA见受累血管充盈延迟，后期有时可见逆向充盈。OCT显示阻塞血管区域的视网膜，急性期时内层视网膜水肿增厚，内核层以内各层结构模糊不清，外丛状层以内反射增强，外核层反射减

笔记

弱，光感受器外层光带不完整，RPE 层正常；萎缩期时神经上皮层均明显变薄且反射减弱，外界膜以外各层可表现正常。根据患者症状、体征及辅助检查，可明确诊断。BRAO 预后：黄斑区仍有部分正常血供，视力通常较好，80% 以上患眼最终视力可达 0.5 以上，视力预后与黄斑受累程度有关，波动于 0.05 ~ 1.0。视功能的恢复则与治疗时机、阻塞的严重程度相关，视野缺损一直存在。

赵振全主任病例点评

　　该患者有明确的外伤史，眼球壁完整，确诊为"眼球钝挫伤"。由外伤引起的眼球各组织损伤比较复杂且多样，各个部位都可能出现损伤，结构和功能也可能受到影响。在临床上，对于钝挫伤患者，应密切关注视力、视野、视功能的变化，进行详细检查，并警惕可能出现 RAO。做到早发现、早治疗。

　　在治疗方面，RAO 的疗效基本较差，主要跟治疗不及时有关。视网膜神经节细胞在血管完全闭塞后约 15 分钟内迅速发生梗死，而不是在眼科文献中普遍接受的 90 ~ 240 分钟，但是因为阻塞多不完全，持续的残余视网膜动脉血流可使神经节细胞存活超过 15 分钟。国内外学者正在积极研究各项治疗方法。有多项随机对照研究针对静脉或动脉内注射组织型纤溶酶原激活物治疗 CRAO 的疗效进行观察，结果显示患者视力没有明显改善，不良事件发生率反而增加，因此，不推荐该疗法。最近，在一个小的非对照组患者中进行了视网膜内选择性动脉内溶栓（intra-arterial thrombolysis，IAT），结果显示有效，但是该疗法在对照试验中是否有效还有待研究。也有学者推测血管介入手术机器人系统的发展可能有助于 RAO 的治疗。

参考文献

1. 刘文. 临床眼底病·内科卷. 北京：人民卫生出版社，2015.

2. 魏文斌，陈积中. 眼底病鉴别诊断学. 北京：人民卫生出版社，2012.

3. LEE J S, KIM J Y, JUNG C, et al. Iatrogenic ophthalmic artery occlusion and retinal artery occlusion. Prog Retin Eye Res, 2020：100848.

4. KADONOSONO K, YAMANE S, INOUE M, et al. Intra-retinal arterial cannulation using a microneedle for central retinal artery occlusion. Sci Rep, 2018, 8(1)：1360.

（陈晓蒙　整理）

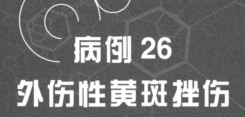

病例 26
外伤性黄斑挫伤

病历摘要

【基本信息】

患者，男性，40 岁。

主诉：左眼被木块弹伤后视物不清 3 天。

现病史：患者 3 天前左眼不慎被木块弹伤后当即视物不清，伴眼红、眼痛，曾至当地医院就诊，给予滴眼液治疗（具体不详），3 天来未见明显好转，遂来我院就诊。

自受伤以来，神志清，精神可，生命体征平稳，二便无特殊。

【体格检查】

全身及一般状态无特殊。

【眼科检查】

裸眼视力：右眼 1.0，左眼 HM/BE。

左眼角膜尚透明，前房闪辉(+)，瞳孔欠圆，中等散大，5~6点位虹膜根部离断，晶状体透明，玻璃体腔见血性混浊，眼底隐见视盘界清色红，C/D 约 0.3，后极部视网膜平伏，余窥视不清。右眼无特殊。

【辅助检查】

1. 实验室检查

暂无。

2. 特殊检查

（1）双眼黄斑 OCT（图 26 - 1，图 26 - 2）。

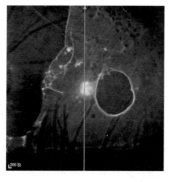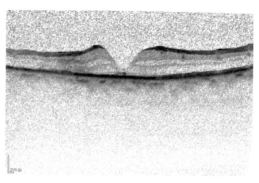

受伤后 3 天，最佳矫正视力 HM/40 cm。

图 26 - 1　左眼黄斑 OCT

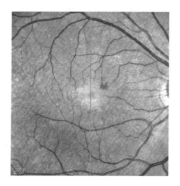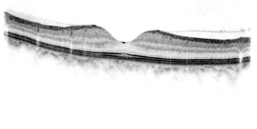

受伤后 3 天，对侧眼 OCT，裸眼视力 1.0。

图 26 - 2　右眼黄斑 OCT

【诊断】

左眼黄斑挫伤，左眼虹膜根部离断，左眼玻璃体积血。

【治疗及随访】

1. 告知患者疾病特点及预后。

2. 给予全身口服营养神经，改善微循环药物及活血化瘀药物等。

3. 通过9个月的随访观察，黄斑区视网膜厚度逐渐增加，外层感光细胞层结构逐渐重建，视力逐渐提高（图26-3，图26-4）。

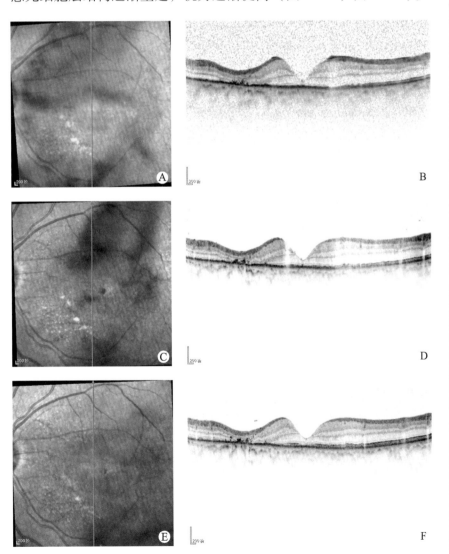

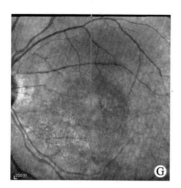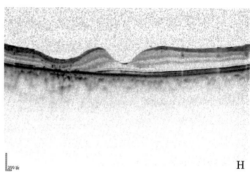

A、B. 受伤后 10 天，最佳矫正视力 FC/30 cm；C、D. 受伤后 20 天，最佳矫正视力 FC/1 m；E、F. 受伤后 45 天，最佳矫正视力 0.1；G、H. 受伤后 9 个月，最佳矫正视力 0.6。

图 26 - 3　左眼黄斑 OCT

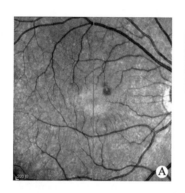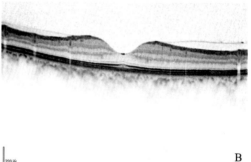

A、B. 受伤后 9 个月，对侧眼 OCT，裸眼视力 1.0。

图 26 - 4　右眼黄斑 OCT

病例分析

【病例特点】

1. 患者，男性，40 岁。

2. 主诉：左眼被木块弹伤后视物不清 3 天。

3. 眼科检查：左眼玻璃体积血，视网膜细节窥视不清。

4. 辅助检查：黄斑 OCT 提示左眼黄斑视网膜厚度变薄，外层结构反射消失。

笔记

【诊断思路】

结合患者病史及体征，以及特殊的辅助检查结果，诊断基本明确。

鉴别诊断：视网膜震荡伤。视网膜震荡伤有外伤史，早期眼底检查可发现视网膜呈灰白色混浊，伴视力轻中度下降，一般在伤后1~2周视力可恢复，眼底不会遗留病理学改变。

【治疗思路】

1. 视网膜挫伤目前并无特殊的治疗方案，可以适当给予全身及局部激素、营养神经等治疗。

2. 针对出现的并发症进行对症治疗。

3. 密切随访观察。

【外伤性视网膜挫伤】

当视网膜发生挫伤后，视网膜的某些区域会变得不透明，可见灰白色改变，这种改变并不像之前推测的那样（可能是由视网膜水肿引起），而是由感光细胞死亡引起的，随着 OCT 的发展，这一发现也得到了证实。

在急性期，眼底可见视网膜混浊，有时伴有出血；与其他的眼球挫伤一样，脉络膜破裂也可能发生，并且可能逐渐发生全层视网膜坏死；偶尔还会发现视网膜脱离病变；如果发生黄斑挫伤，可能会形成全层裂孔，视力将遭受中重度影响。

视网膜挫伤病变并没有特定的治疗方案。如果出现视网膜出血、裂孔或视网膜脱离等并发症，需要采取适当的干预措施。如果有视网膜坏死区存在，玻璃体切割术后的视网膜脱离风险是不容忽视的，由于视网膜破裂可以在坏死区边界处发生，术中可以考虑在该区域周围行激光光凝，设置屏障。

⊕ 赵振全主任病例点评

　　该病例通过近 9 个月的随访观察，视力获得了比较理想的改善。视网膜挫伤有别于视网膜震荡，视网膜震荡眼底改变相对较轻，在受伤 1~2 周内眼底检查基本恢复正常，视力恢复，眼底不会遗留色素变性及其他病理改变。而视网膜挫伤则不同，当病变累及黄斑区时，视力下降明显，大部分最终视力预后可在 0.05 以下，不容乐观。但是伤后早期，区别这两种病变比较困难。而且，部分视网膜震荡黄斑挫伤的病例，随着时间推移，病情可能逐渐加重，出现黄斑裂孔。通过这个病例给予我们提示，遇到眼球钝挫伤的患者，条件允许时，应该尽早行双眼 OCT 检查，一方面有助于尽早了解病情的严重程度，给患者一个早期的心理准备；另一方面积极随访治疗，部分病例是可以获得较佳的视力预后的。该患者预后相对理想可能原因有二：一是从 OCT 表现可发现该患者视网膜挫伤最严重的区域刚好不在中心凹区；二是中心凹下 RPE 层破坏程度相对较轻，为后期的恢复提供了保障。

参考文献

1. YU W H, ZHENG L, ZHANG Z Q. Spectral-domain optical coherence tomography characteristics of macular contusion trauma. Ophthalmic Research, 2012, 47(4): 220-224.

2. LI D, AKIYAMA H, KISHI S. Optical coherence tomography patterns and outcomes of contusion maculopathy caused by impact of sporting equipment. Bmc Ophthalmology, 2018, 18(1): 174.

3. SIPPERLEY J O, QUIGLEY H A, GASS D M. Traumatic retinopathy in primates.

The explanation of commotio retinae. Arch Ophthalmol, 1978, 96(12): 2267 –

2273.

4. ISMAIL R, TANNER V, WILLIAMSON T H. Optical coherence tomography imaging

of severe commotio retinae and associated macular hole. Br J Ophthalmol, 2002,

86(4): 473 – 474.

5. STERNBERG P Jr, HAN D P, YEO J H, et al. Photocoagulation to prevent retinal

detachment in acute retinal necrosis. Ophthalmology, 1988, 95(10): 1389 – 1393.

6. HESSE L, BODANOWITZ S, KROLL P. Retinal necrosis after blunt bulbus trauma.

Klin Monatsbl Augenheilkd, 1996, 209(2/3): 150 – 152.

（魏文龙　整理）

病例 27
外伤后迟发性黄斑下出血

病历摘要

【基本信息】

患者，男性，6岁。

主诉：左眼视物不清1天。

现病史：患者1天前无诱因出现左眼视物不清，无眼红、眼痛，无头晕不适，遂来我院门诊就诊，查眼底照相及OCT提示"左眼黄斑下出血"，给予活血化瘀等对症治疗，密切随访。

既往史：10天前因"左眼被塑料条击伤后眼痛，流血2小时"在我院门诊就诊，当时双眼裸眼视力均为1.0，诊断"左眼角膜上皮缺损，左眼结膜裂伤，左眼巩膜板层裂伤"，予以配戴角膜接触

168

镜，局部激素、抗生素滴眼液对症治疗。

自发病以来，神志清，精神可，生命体征平稳，二便无特殊。

【体格检查】

全身及一般状态无特殊。

【眼科检查】

裸眼视力：右眼 1.0，左眼 0.4。

眼压：右眼 10.1 mmHg，左眼 14.4 mmHg。

左眼结膜轻度充血，结膜、巩膜愈合可，角膜隐形眼镜在位，角膜尚透明，前房深清，瞳孔圆，对光反射存在，晶状体透明，眼底隐见黄斑区视网膜下出血。右眼无特殊。

【辅助检查】

1．实验室检查

暂无。

2．特殊检查

（1）眼底照相（图 27 - 1）。

（2）黄斑 OCT（图 27 - 2）。

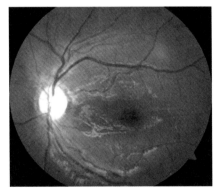

受伤后 10 天，视力下降第 1 天的眼底照相。

图 27 - 1   眼底照相

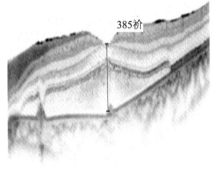

385 价

受伤后 10 天，视力下降第 1 天的黄斑 OCT。

图 27 - 2   黄斑 OCT

笔记

【诊断】

左眼黄斑出血，左眼脉络膜裂伤，左眼巩膜板层裂伤。

【治疗及随访】

1. 告知患者疾病特点及预后。

2. 建议随访观察。

3. 受伤后 1 个月复查患者左眼视力恢复至 1.0。

4. 复诊期间，OCT 检查黄斑结构变化如图（图 27 - 3）所示，黄斑下出血逐渐吸收，黄斑区视网膜外层结构逐渐重建。

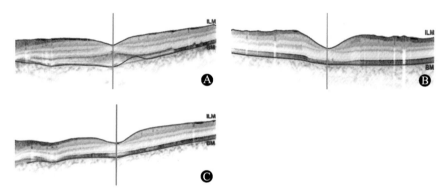

A. 受伤后 25 天黄斑 OCT；B. 受伤后一个半月黄斑 OCT；C. 受伤后 4 个月的黄斑 OCT。

图 27 - 3　黄斑 OCT

病例分析

【病例特点】

1. 男性，6 岁，左眼视物不清 1 天。

2. 10 天前有左眼外伤史。

3. 眼科检查：左眼黄斑区视网膜下出血。

4. 辅助检查：眼底照相及 OCT 提示左眼黄斑下出血。

【诊断思路】

本例患者以外伤后迟发的黄斑区视网膜下积血为主要表现，OCT可以看到黄斑区RPE层连续性中断，提示RPE层及脉络膜破裂，从而直接导致脉络膜血管出血至视网膜下。

需要鉴别以下可能引起黄斑下出血的疾病。

1. 血管样条纹症：眼底可见视盘周围有棕黑色且向四周发出的放射状的条纹，其位于黄斑部的条纹可发生脉络膜新生血管（choroidal neovascularization，CNV），荧光素血管造影可观察到血管样条纹。

2. 中心性渗出性脉络膜视网膜病变：多见于青壮年，单眼发病，眼底具有特征性的脉络膜新生血管。

3. 年龄相关性黄斑病变：多见于50岁以上的老年人，眼底可见玻璃膜疣形成，FFA常提示有CNV形成。

【治疗思路】

1. 针对小范围且不浓厚的出血，可以采取保守治疗，告知患者减少活动，服用促进血液吸收、营养神经的药物，密切观察积血的变化。

2. 针对发病时间在2周之内、出血范围较大的病例，可以采取玻璃体腔注气的方式，术后采取严格的俯卧位，将积血推离黄斑区，从而达到改善视力的目的。但是这种手术方式的时间窗一般在出血发生后的1~2周，此时积血开始液化，活动性增强；不过如果联合玻璃体腔注药（如组织型纤溶酶原激活物），可以将手术时间提前，更早期处理积血，从而改善预后；如果黄斑下出血是由外伤性脉络膜破裂继发CNV导致的，则可以考虑联合玻璃体腔注射抗血管内皮生长因子药物治疗。

3. 针对陈旧性的出血、机化的血块，可考虑行玻璃体切割手术，取出视网膜下机化物，这类病例往往视力预后较差。

【黄斑下出血】

黄斑下出血可见于多种疾病，如年龄相关性黄斑病变、脉络膜新生血管和息肉样脉络膜血管病变等。而外伤导致的黄斑下出血的主要原因有 2 个：一是由外伤直接导致的视网膜脉络膜血管破裂引起；二是外伤性脉络膜破裂继发的 CNV 形成，继而导致黄斑下出血。黄斑下出血之所以会导致视力下降，主要有 3 个原因：一是由于视网膜神经上皮层与 RPE 层脱离，导致感光细胞缺少 RPE 的营养支持；二是由于血中含有铁离子，对视觉感光细胞有毒性损害；三是由于长时间的视网膜下出血不吸收，积血机化，对视网膜神经细胞有机械性损伤。

赵振全主任病例点评

外伤性视网膜下出血，常由机械性脉络膜破裂所致，若累积黄斑则视力受损严重。

本例脉络膜裂伤估计始发于受伤时，由于脉络膜裂伤位置不在黄斑中心凹附近，且裂伤位置的 Bruch 膜未完全破裂，未导致视网膜下出血，故伤后视力未显著下降。而患儿在受伤 10 天后出现视力下降，可能是由于患儿在此期间未良好制动或出现揉眼等情况，导致脉络膜血管压力增加，眼球牵张，导致脆弱的 Bruch 膜破裂，脉络膜血进入视网膜下，出现视力下降。在接诊此类患者时，一定要做好宣教，注意静养，避免剧烈活动，避免揉眼等用力接触眼睛的动作，定期复查，关注视力变化。由于该患儿年龄小，出血量小，采取保守治疗的方法，效果相对较好。故若是单纯的黄斑下出血，量少，无继发 CNV，可以考虑保守治疗，若出血量多，在出血后的 1～2 周，可以考虑玻璃体腔注气改善视力，也可以结合组织型纤溶酶原激活物注射减少治疗的时间窗，改善预后；若是由脉络膜破裂继发的 CNV 引起，则可针对 CNV 治疗，目前治疗趋势为抗血管内皮生长因子药物治疗。

参考文献

1. ABDUL-SALIM I, EMBONG Z, KHAIRY-SHAMEL S T, et al. Intravitreal ranibizumab in treating extensive traumatic submacular hemorrhage. Clin Ophthalmol, 2013, 7, 703 – 706.

2. BALUGHATTA P, KADRI V, BRAGANZA S, et al. Pneumatic displacement of limited traumatic submacular hemorrhage without tissue plasminogen activator: A case series. retin cases brief Rep, 2019, 13(1): 34 – 38.

3. TAKAYUKI T, HIROSHI H, TOMOHIRO H. Intravitreal tPA injection and pneumatic displacement for submacular hemorrhage in a 10-year-old child. Case Reports in Ophthalmological Medicine, 2016, 2016: 9809583.

4. ABDUL-SALIM I, EMBONG Z, KHAIRY-SHAMEL S T, et al. Intravitreal ranibizumab in treating extensive traumatic submacular hemorrhage. Clinical Ophthalmology, 2013, 7: 703 – 706.

5. DOI S, KIMURA S, MORIZANE Y, et al. Successful displacement of a traumatic submacular hemorrhage in a 13-year-old boy treated by vitrectomy, subretinal injection of tissue plasminogen activator and intravitreal air tamponade: a case report BMC Ophthalmol, 2015, 15: 94.

（魏文龙　整理）

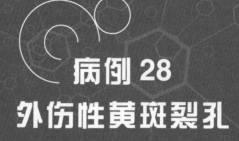

病例 28
外伤性黄斑裂孔

病历摘要

【基本信息】

患者，男性，60岁。

主诉：右眼被木板砸伤后视物不清9小时。

现病史：患者9小时前右眼被木板砸伤后出现视物不清，伴恶心，无热泪涌出感，无头晕、呕吐等症状。遂前往当地医院就诊，行B超检查提示"晶状体脱位"，具体治疗不详。为求进一步诊治，就诊于我院，眼科检查见右眼晶状体全脱位至玻璃体腔，OCT检查提示"右眼黄斑裂孔"，拟"右眼外伤性黄斑裂孔"收治入院。

自受伤以来，神志清，精神可，生命体征平稳，二便无特殊。

【体格检查】

全身及一般状态无特殊。

【眼科检查】

裸眼视力：右眼 FC/20 cm，左眼 0.8。

眼压：右眼 9.7 mmHg，左眼 10.0 mmHg。

右眼眼睑红肿，结膜中度充血，角膜轻度水肿，玻璃体疝入至前房，瞳孔欠圆，直径约6 mm，颞上方12～3 点位可见虹膜根部离断，晶状体全脱位至玻璃体腔，玻璃体轻度血性混浊，下方隐见晶状体，眼底模糊不清，隐见视网膜平伏，黄斑区似见裂孔。左眼眼睑无充血，角膜透明，前房深度可，虹膜纹理清晰，瞳孔圆，直径约 3 mm，直接、间接对光反射存在，晶状体轻度混浊，玻璃体絮状混浊，眼底见视盘界清色淡红，C/D 约 0.3，视网膜平伏，黄斑中心凹反光未见。

【辅助检查】

1．实验室检查

无特殊。

2．特殊检查

（1）术前右眼 OCT（图 28 - 1）：黄斑区神经上皮层连续性中断。

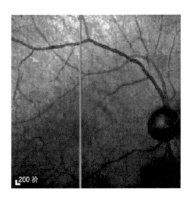
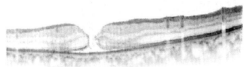

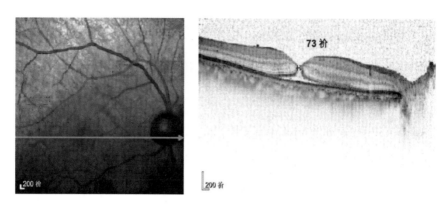

黄斑区神经上皮层连续性中断。

图 28 - 1　术前右眼 OCT

（2）术后右眼 OCT（图 28 - 2）：黄斑裂孔已闭合。

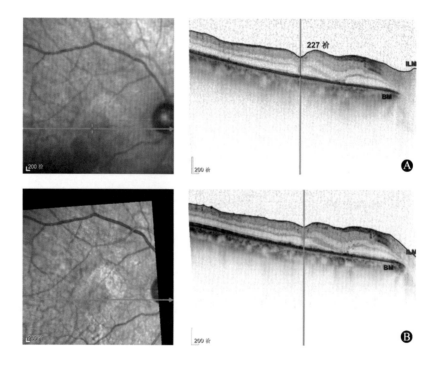

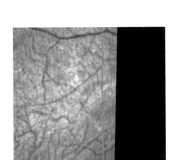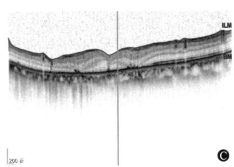

A. 术后 1 周 OCT；B. 术后 1 个月 OCT；C. 术后 3 个月 OCT

图 28 −2 术后右眼 OCT 黄斑裂孔已闭合

【诊断】

右眼外伤性黄斑裂孔，右眼外伤性玻璃体积血，右眼外伤性晶状体脱位，右眼外伤性虹膜根部离断，右眼眼球钝挫伤，左眼年龄相关性白内障。

【治疗及随访】

1. 告知患者疾病特点及预后。

2. 行"右眼超声粉碎吸除晶状体并玻璃体切割并剥膜（内界膜）并黄斑裂孔修复并虹膜根部离断修复并气液交换术"，术中剥除黄斑区内界膜，行气液交换，术后嘱患者严格俯卧位。

3. 术后 3 个月 OCT 显示右眼黄斑裂孔修复，最佳矫正视力 0.3。

病例分析

【病例特点】

1. 老年男性，右眼钝挫伤病史明确。

2. 眼科检查：右眼晶状体全脱位至玻璃体腔，隐见玻璃体腔积血，下方隐见晶状体，眼底模糊不清，隐见视网膜平伏，黄斑区

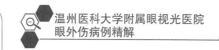

似见裂孔。

3. 辅助检查：右眼 OCT 提示黄斑区视网膜连续性中断。

【诊断思路】

外伤性黄斑裂孔鉴别诊断：本例患者以右眼钝挫伤后视力下降为主要表现，OCT 提示右眼黄斑裂孔，需要首先鉴别黄斑区各类疾病。

1. 特发性黄斑裂孔：无明确病因的黄斑裂孔，慢性起病，无明显的外伤史，一般无其他眼内结构的异常。

2. 黄斑假性裂孔：多为黄斑前膜未覆盖中心凹所形成，其边缘锐利，边界规则。黄斑假性裂孔与特发性黄斑前膜、增生型糖尿病性视网膜病变、孔源性视网膜脱离、眼内炎、外伤及静脉阻塞性疾病等有关。荧光素血管造影无明显异常，或与原发病有关。视力预后一般较好。

3. 黄斑囊样变性：视网膜组织完整，但在视网膜层间有囊样的积液。如果一些小的囊腔破裂，形成大的囊腔，在检眼镜下可有类似黄斑裂孔的表现，OCT 和荧光素血管造影可助鉴别。

4. 高度近视性黄斑裂孔：眼轴长，可见高度近视性相关眼底改变，包括后巩膜葡萄肿、RPE 和脉络膜萎缩、黄斑劈裂等。

【治疗思路】

有的外伤性黄斑裂孔经过一段时间的观察后（约 2 个月），逐渐自行愈合。OCT 发现裂孔有缩小趋势，这样的病例可以保守治疗，报道的自愈率为 10%～60%，尤其是年轻人。在一段时间的观察后（1～3 个月），裂孔无缩小甚至张开、具有较大的黄斑裂孔、伴有视网膜脱离等情况的患者，则须行玻璃体切割手术联合黄斑内界膜剥离及眼内填充术，包括消毒空气、惰性气体或硅油填充；如

笔记

有复合损伤还需行联合手术。术中可使用染料对视网膜内界膜进行染色，以剥除内界膜，应用自体血清或自体浓缩血小板等生物制剂促进裂孔闭合。

【外伤性黄斑裂孔】

外伤性黄斑裂孔系钝力经过眼内液的传递，间接引起黄斑部的损伤。外伤性黄斑裂孔可为单纯性的，即外伤后除黄斑裂孔外，不合并其他组织的损伤；也可为复合性的，即除黄斑裂孔外同时还有其他组织的外伤，如视网膜脱离、睫状体截离、晶状体脱位等。多见于年轻男性，在闭合性眼外伤及开放性眼外伤中的发生率分别为1.4%和0.15%。外伤性黄斑裂孔表现为不同程度的视力下降，可伴有视物变形、中心暗点或旁中心暗点。眼底表现为黄斑部有一圆形或椭圆形边缘锐利的孔洞，偶见不规则形，裂孔大小不一。虽然大多数黄斑裂孔在裂隙灯前置镜下或检眼镜下能够检查出来，但OCT对于判断其病变的发展、程度和裂孔大小具有重要的意义。文献报道显示，37%~44%的外伤性黄斑裂孔在2个月内能够自发闭合，可观察1~3个月后再决定是否需行手术治疗，且裂孔越小、内层视网膜囊肿越轻微，黄斑裂孔自发闭合的可能性越高。玻璃体切割、内界膜撕除联合眼内填充手术可以增加黄斑裂孔闭合率，填充物可选择消毒空气、惰性气体或硅油，必要时可行内界膜翻转覆盖、自体血清或浓缩血小板注射及羊膜填塞等。文献统计，外伤性黄斑裂孔术后3个月视力提升至0.16~0.5，平均为0.3，术前黄斑区椭圆体带缺损区越长、术前视力越差、裂孔闭合后视网膜越薄，术后视力越差。另外，外伤造成的黄斑区色素上皮损伤、脉络膜裂伤等也可导致术后视力预后不佳。文献报道，部分特发性黄斑裂孔在玻璃体切割联合消毒空气术后48小时即闭合，但文献样本量较小，未统计裂孔大小等情况，无法以此预计外伤性裂孔闭合的时间。

笔记

⊕ 赵振全主任病例点评

钝挫伤患者常合并前房积血、外伤性白内障和玻璃体积血等，导致屈光介质混浊，术前无法检查眼底，这时我们必须考虑到外伤性黄斑裂孔的可能性，与患者做好术前谈话，避免不必要的纠纷。外伤性黄斑裂孔多见于青年人，本病例为老年男性，因此年龄较大者也不能排除外伤性黄斑裂孔发生的可能性。与特发性黄斑裂孔缓慢发展的玻璃体视网膜牵引不同，钝性眼外伤所产生的玻璃体切线牵拉力量各方位不均衡，通常导致不规则形态裂孔。由于对眼睛施加的力量和眼内固有结构特征的个体差异性，视网膜损伤的程度和外伤性黄斑裂孔的预后难以预测。对于年轻、无其他结构损伤、裂孔较小的患者，可考虑先密切观察 1 ~ 2 个月，建议每周行 OCT 检查，由同一检查者使用同一仪器对同一部位进行检查，以更好地判断裂孔变化情况，若半个月到 1 个月后黄斑裂孔未闭合或有扩大趋势，出现裂孔边缘视网膜水肿、孔缘翘起、明显的玻璃体黄斑牵拉等，则考虑手术治疗。本病例虽然裂孔较小可先观察，但其合并晶状体全脱位，可能引起葡萄膜炎、继发性青光眼和视网膜脱离等，须行手术治疗，同时要对外伤性黄斑裂孔进行处理。玻璃体切割联合内界膜撕除术是目前治疗外伤性黄斑裂孔最重要的手段。本病例黄斑裂孔较小，内层视网膜无明显水肿，考虑填充消毒空气后裂孔闭合可能性较大，因此选择消毒空气填充，随访观察 3 个月，黄斑裂孔闭合，最佳矫正视力恢复至 0.3。对于较大裂孔，内界膜翻转覆盖、羊膜移植、自体血注射等可为 Müller 细胞增殖提供支架，可促进裂孔的闭合，必要时需要填充硅油以起到长期顶压作用。

参考文献

1. 肖天林, 吴文灿, 王勤美. 眼外伤临床精粹. 武汉: 湖北科学技术出版社, 2013: 163.

2. CHEN H, CHEN W, ZHENG K, et al. Prediction of spontaneous closure of traumatic macular hole with spectral domain optical coherence tomography. Sci Rep, 2015, 5: 12343.

3. BUDOFF G, BHAGAT N, ZARBIN M A. Traumatic macular hole: diagnosis, natural history, and management. J Ophthalmol, 2019, 2019: 5837832.

4. TANG Y F, CHANG A, CAMPBELL W G, et al. Surgical management of traumatic macular hole: Optical Coherence Tomography Features and Outcomes. Retina, 2020, 40(2): 290 – 298.

5. ECKARDT C, ECKERT T, ECKARDT U, et al. Macular hole surgery with air tamponade and optical coherence tomography-based duration of face-down positioning. Retina, 2008, 28(8): 1087 – 1096.

（王司仪　整理）

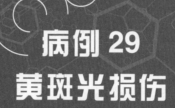

病例 29
黄斑光损伤

病历摘要

【基本信息】

患者，男性，9 岁。

主诉：右眼被激光笔照射后出现视物遮挡感 1 天。

现病史：患者 1 天前右眼被激光笔照射后，随即出现视物遮挡感，无眼红、眼痛，遂来我院就诊，查黄斑 OCT 提示右眼黄斑损伤。

自受伤以来，神志清，精神可，生命体征平稳，二便未解。

【体格检查】

全身及一般状态无特殊。

【眼科检查】

裸眼视力：右眼0.3，左眼1.0。

眼压：双眼指测 Tn。

右眼眼睑无红肿，结膜无充血，角膜透明，前房深清，虹膜纹理清晰，瞳孔圆，对光反射存在，晶状体透明，玻璃体透明，眼底见视盘界清色红，C/D=0.3，黄斑中心凹色素紊乱。左眼无特殊。

【辅助检查】

1. 实验室检查

暂无。

2. 特殊检查

（1）黄斑 OCT（图29-1）。

（2）眼底照相（图29-2）。

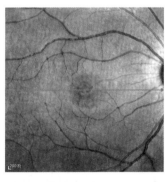
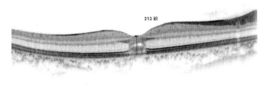

患眼伤后1天OCT

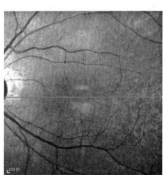
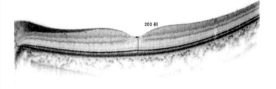

健眼OCT

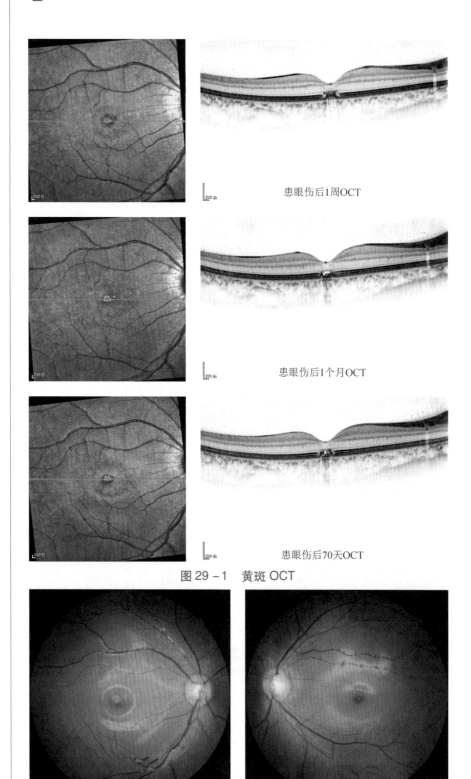

患眼伤后1周OCT

患眼伤后1个月OCT

患眼伤后70天OCT

图 29-1 黄斑 OCT

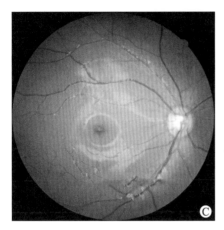
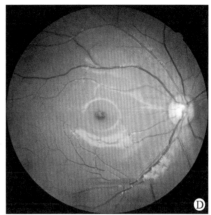

A. 患眼伤后1天眼底照相；B. 健眼眼底照相；C. 患眼伤后1个月眼底照相；D. 患眼伤后70天眼底照相。

图 29－2　眼底照相

【诊断】

右眼黄斑光损伤（激光笔）。

【治疗及随访】

1. 给予激素抗炎退水肿、营养神经、改善循环等支持治疗。

2. 告知患者疾病特点及预后。

3. 随访观察：黄斑中心凹区色素紊乱改变一直存在，OCT 提示黄斑中心凹区外层结构紊乱。

4. 伤后2个月右眼最佳矫正视力为 0.6。

病例分析

【病例特点】

1. 患儿男性，右眼被激光笔照射后出现视物遮挡感1天。

2. 伤后1天 OCT 检查发现黄斑中心凹区视网膜轻度水肿改变，椭圆体带及嵌合体带反射紊乱。

185

3. 随访发现黄斑中心凹区水肿消退，但是黄斑改变一直存在，OCT 表现为椭圆体带与嵌合体带反射紊乱。

【诊断思路】

鉴别诊断：本例患者以黄斑区外层结构受损为主要表现，需要首先鉴别由其他原因引起的黄斑病变。

1. 年龄相关性黄斑病变：多见于 50 岁以上的老年人，眼底可见玻璃膜疣形成，FFA 常提示有 CNV 形成。

2. 黄斑裂孔：黄斑区可见一圆形或椭圆形的边缘锐利的空洞，外伤导致的黄斑裂孔形态可不规则，基底呈现暗红色（脉络膜血管层），OCT 检查可明确鉴别。

【治疗思路】

视网膜光损伤目前临床上暂无特异性的治疗手段，以观察为主，可予以扩张血管改善循环、营养神经等治疗。

【视网膜光损伤】

视网膜光损伤：损伤的位置主要集中在视网膜外层结构（感光细胞层），而黄斑区是视网膜上视觉最敏锐的部位，故光损伤往往先表现在黄斑区。造成视网膜光损伤的机制主要有 3 种：光机械效应、光热效应、光化学效应，有明确的有害光源接触史，如激光、日光、电焊弧光、手术照明光等。

赵振全主任病例点评

眼外伤种类纷繁多样，除了常见的机械性眼外伤外，还有非机械性眼外伤，包括化学性（酸、碱物质）和物理性（光、电、热等），这类情况并不少见。随着激光设备在生活娱乐、课堂教学等方面的应用增多，有关激光导致视网膜损伤从而引起视力下降的病例报道也时常可见。视网膜易受到光损伤的原因有 3 个：①光感受器外段富含多价不饱和脂肪酸，易受自由基攻击；②内段有丰富的线粒体，因而具有较高的氧张力；③感光细胞层中有大量视紫红质可吸收大量的光子，易导致视网膜发生光损伤。激光容易造成视网膜损伤主要与其功率大小密切相关，一般功率小于 5 mW 的激光对人眼是安全的；严重的视网膜光损伤会导致黄斑出血、黄斑裂孔等严重情况，对视力造成不可逆的严重损伤。目前视网膜光损伤并尤特异性的治疗方法，主要以预防为主；糖皮质激素能减轻炎症反应、稳定细胞膜结构、保护微循环、减少自由基的产生和破裂，对视网膜光损伤可能起到一定的防治作用。当然，除了激光会造成视网膜光损伤，临床工作中还可见日蚀性视网膜损伤，以及急诊值班时经常遇见的由紫外线等导致的电光性眼炎。

参考文献

1. TURAKA K, BRYAN J S, GORDON A J, et al. Laser pointer induced macular damage: case report and mini review. International Ophthalmology, 2012, 32(3): 293 – 297.

2. 刘文. 临床眼底病·内科卷. 北京：人民卫生出版社, 2015：976 – 991.

3. PARVER L M, AUKER C R, FINE B S, et al. Dexamethasone protection against photochemical retinal injury. Archives of Ophthalmology, 1984, 102(5): 772 – 777.

4. ZAMIR E, KAISERMAN I, CHOWERS I. Laser pointer maculopathy. American Journal of Ophthalmology, 1999, 127(6): 728 – 729.

（魏文龙　整理）

病例30
眼外伤术后硅油移位

📋 病历摘要

【基本信息】

患者，男性，36岁。

主诉：右眼被铁片击伤后视物不清2小时。

现病史：患者2小时前工作时右眼不慎被铁片击伤，当即出现视物不清，伴眼红、流泪，遂来我院急诊就诊。查眼眶CT提示右眼眼内异物，玻璃体积血积气，符合眼球穿通伤诊断。急诊拟"右眼眼内异物、右眼巩膜穿通伤"收治入院。

既往体健。

自受伤以来，神志清，精神可，生命体征平稳，二便未解。

【体格检查】

全身及一般状态无特殊。

【眼科检查】

裸眼视力：右眼 HM/50 cm，左眼 0.8。

眼压：右眼未测，左眼指测 Tn。

右眼上睑缘中央见约 1 mm 的皮肤裂伤，上睑结膜中央见一长约 5 mm 的纵行全层裂伤，周围结膜轻度水肿，少量出血，对应巩膜面见一长约 5 mm 的纵行全层裂伤，距离角膜缘约 4 mm，玻璃体嵌顿于创口处，角膜透明，前房深度正常，房水闪辉（＋＋），瞳孔圆，直径约 3 mm，直接、间接对光反射迟钝，中央区晶状体透明、位正，余窥视不清。左眼眼睑无充血，角膜透明，前房深度可，虹膜纹理清晰，瞳孔圆，直径约 3 mm，直接、间接对光反射存在，晶状体透明、位正，玻璃体絮状混浊，眼底见视盘界清色淡红，C/D＝0.3，视网膜平伏，黄斑中心凹反光未见。

【辅助检查】

1. 实验室检查

暂无。

2. 特殊检查

眼眶 CT（图 30 - 1）。

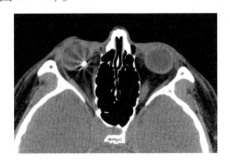

图 30 - 1　眼眶 CT

【诊断】

右眼眼内异物，右眼巩膜穿通伤，右眼眼睑穿通伤。

【治疗及随访】

1. 治疗情况

入院后急诊行"右眼巩膜裂伤缝合术＋巩膜探查术＋眼睑裂伤缝合术"，两天后行"右眼后入路晶状体切割术＋玻璃体切割术＋重水压平术＋眼内异物取出术＋视网膜激光光凝术＋玻璃体腔气液交换术＋玻璃体腔注油术＋玻璃体腔注药术"。

2. 随访情况

（1）玻切注油术后 1 天和 1 周欧堡（图 30－2）。

（2）玻切注油术后 3 个月前段照相（图 30－3）。

（3）玻切注油术后 3 个月眼眶 CT（图 30－4）。

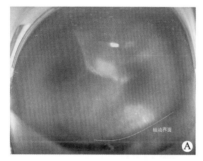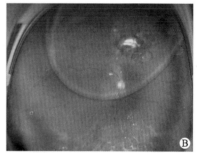

A. 玻切注油术后第 1 天欧堡；B. 玻切注油术后 1 周欧堡。

图 30－2　欧堡

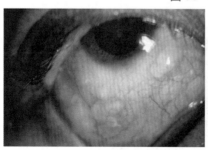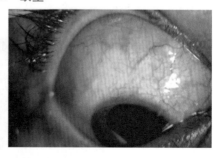

术后 3 个月眼前段照相。

图 30－3　前段照相

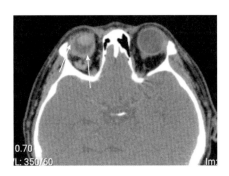

术后 3 个月眼眶 CT 表现，箭头所指可见眶内中高密度团块影，与眼内硅油
影密度一致。

图 30 - 4　眼眶 CT

3. 后续治疗

该患者行眼内硅油取出联合 Ⅱ 期人工晶体植入术，术中取出球
结膜下硅油，至于眶内硅油，目前无明显相关并发症，与患者详细
交代后选择旷置，术后 3 个月患眼矫正视力 0.8，眼部无不适。

病例分析

【病例特点】

1. 患者，男性，36 岁。

2. 因"右眼眼内异物，右眼巩膜穿通伤，右眼眼睑穿通伤"
行眼球清创缝合手术及玻璃体切割手术，去除眼内异物。

3. 术后 1 周出现玻璃体腔硅油减少，结膜下出现硅油泡。

4. 辅助检查：欧堡、眼前段照相、眼眶 CT。

【诊断思路】

硅油移位：结合患者的手术史、术后玻璃体腔硅油量的变化及
眼表体征及眼眶 CT 特征性的改变，基本可以诊断。

笔记

【治疗思路】

1. 首先确定硅油移位的解剖位置。

2. 分析其可能造成的影响，包括眶内占位压迫眼内正常组织，硅油可能进一步扩散，进入颅内及全身其他部位，硅油乳化产生毒性反应，机体发生排斥反应。

3. 重在预防，如果已发生硅油移位，根据病情具体情况，采取保守治疗或手术治疗。

4. 该患者移位至眶内的硅油未造成明显并发症，故未进行特殊处理。

【硅油移位】

硅油作为眼内填充物，在严重的眼底病治疗中应用广泛，由于现在 23 G、25 G 乃至 27 G 微创玻切术的应用，术后硅油移位并不多见。但是早期发生的硅油移位将会给疾病的预后带来严重的不良后果，主要原因有巩膜切口缝合不紧密，存在细小渗漏口或视神经存在先天性解剖异常或术后早期高眼压或眼部有青光眼滤过手术史等。

赵振全主任病例点评

本病例在注油术后早期即发现硅油移位，主要的原因可能是患者原巩膜伤口未良好密闭及术后早期可能存在高眼压，导致眼内硅油漏至眶内。硅油本身性质稳定，并且黏滞度高，正常情况下不易从微小的切口流出。为避免玻璃体切割术后硅油移位的出现，应该做好以下几个方面的工作：一是微创玻切巩膜通道的制作要规范，尽量做隧道，促进巩膜尽早自闭；二是预防术后早期的高眼压状态；三是注重眼外伤 I 期伤口的缝合质量，针对部分 I 期无法缝合的后部巩膜伤口，可以结合眼内情况的变化适当推迟Ⅱ期玻璃体切割手术的时间，待巩膜伤口愈合情况改善后再行手术，但切勿错过最佳手术时机，同时在术中尽量避免高眼压状态；四是当发现硅油乳化时，应当尽早取出，避免乳化的微小硅油滴通过眼内异常通道或者引流阀等，发生眶内扩散，甚至进入颅内，引起严重的全身并发症。

参考文献

1. 严欢，于秀婷，鲁小中，等. 眼球穿通伤患者玻璃体切除联合硅油填充术后硅油进入眼眶一例. 眼科，2013，22(2)：115 - 116.

2. 董方田，戴荣平，郑霖，等. 眼内硅油填充并发蛛网膜下腔和脑室内硅油沉积一例. 中华眼底病杂志，2004，20(6)：391 - 393.

3. NI C，WANG W J，ALBERT D M，et al. Intravitreous silicone injection：histopathologic finding s in a human eye after 12 years. Arch Ophthalmol，1983，101(9)：1399 - 1401.

4. BUDDE M，CURSIEFEN C，HOLBACH L M，et al. Silicone oil associated optic nerve degeneraion. Am J Ophthalmol，2001，131(3)：392 - 394.

5. 马景学，R ichard G，Schaudig U，等. 硅油填充术后眼组织病理改变. 中华眼底病杂志，1999，15(4)：232.

6. NAZEMI P P，CHONG L P，VARMA R，et al. Migration of intraocular silicone oil into the subconjunctival space and orbit through an Ahmed glaucoma valve. Am J Ophthalmol，2001，132(6)：929 - 931.

7. YU J T，APTE R S. A case of intravitreal sil icone oil mig ration to the central nervous system. Retina，2005，25(6)：791 - 793.

(魏文龙　整理)

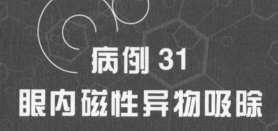

病例 31
眼内磁性异物吸除

病历摘要

【基本信息】

患者，男性，37 岁。

主诉：左眼有铁屑溅入后出现异物感 3 小时。

现病史：患者 3 小时前左眼有铁屑溅入后出现异物感，伴胀痛、眼红，无视物模糊，无眼前黑影遮挡感、闪光感，无头晕、头痛，无恶心、呕吐等不适，即来我院就诊，拟以"左眼眼内异物"收治入院。

自受伤以来，神志清，精神可，未进食，未睡眠，二便未解。

【体格检查】

全身及一般状况无特殊。

【眼科检查】

裸眼视力：右眼 1.0，左眼 1.0。

眼压：右眼指测 Tn，左眼未测。

左眼结膜轻度充血，9 点位周边角膜可见一长约 2 mm 的全层裂伤，密闭可，余角膜透明，前房中深，房水闪辉（＋），9 点位见细小虹膜裂伤口，余虹膜纹理清晰，瞳孔药物性散大，直径约 7 mm，鼻侧周边晶状体局限性混浊，下方玻璃体见一金属异物漂浮，余玻璃体絮状混浊，眼底见视盘边界清色可，C/D 约 0.3，视网膜平伏，黄斑中心凹反光未见。右眼查体无特殊。

【辅助检查】

（1）前段照相（图 31 - 1）。

（2）眼眶 CT（图 31 - 2）。

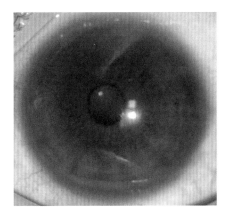

图 31 - 1　前段照相

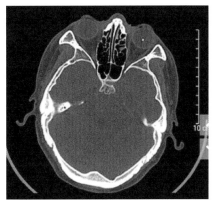

图 31 - 2　眼眶 CT

（3）眼部 B 超（图 31 - 3）。

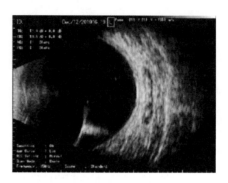

图 31-3　眼部 B 超

【诊断】

左眼眼内异物，左眼角膜穿通伤，左眼外伤性白内障，左眼虹膜裂伤。

【治疗及随访】

1. 告知患者疾病特点及预后。

2. 急诊球后阻滞麻醉下行"左眼眼内磁性异物吸除术"。

3. 术前、术后予局部抗炎、预防感染及全身预防感染治疗。

4. 术后完善眼部 B 超、欧堡、OCT 等检查，未见明显异常，予出院。

5. 术后 3 个月复查，左眼视力 1.0，9 点位周边角膜伤口已愈合，晶状体混浊无加重。

病例分析

【病例特点】

1. 青年男性，左眼有铁屑溅入后出现异物感 3 小时。

2. 眼科检查：左眼 9 点位周边角膜可见一长约 2 mm 的全层裂伤，密闭可，9 点位见细小虹膜裂伤口，鼻侧周边晶状体局限性混浊，下方玻璃体见一金属异物漂浮。

3. 辅助检查：眼眶 CT 及眼部 B 超提示左眼玻璃体腔异物。

【诊断思路】

根据患者外伤病史、眼科检查及辅助检查，"左眼眼内异物，左眼角膜穿通伤，左眼外伤性白内障，左眼虹膜裂伤"诊断明确，无须鉴别诊断。

【治疗思路】

该病例自诉被铁屑溅伤，散瞳后前置镜下见玻璃体腔异物有金属反光，且眼眶 CT 显示异物高密度影，该异物性质为磁性的可能性大。眼眶 CT、眼部 B 超及查体见异物悬浮于中部玻璃体，未损伤视网膜。根据以上情况，患者实施"眼内磁性异物吸除术"成功率高，但不排除异物为非磁性金属异物的可能，故可考虑拟施"眼内磁性异物吸除术"，术前告知患者，若异物为非磁性，则改行玻璃体切割并眼内异物取出术。

该患者角膜全层伤口小、对合良好、密闭性好，可不予手术缝合。虹膜伤口小，位于周边，无双瞳孔、视物重影等现象，可不予处理。囊膜裂伤小，晶状体的混浊局限在周边部，中央区晶状体透明，不影响患者视轴视力，可暂不处理，若晶状体混浊进展、影响视力，再行白内障手术。临床上经常可见囊膜裂伤口很小的患者，晶状体保持完整状态，仅出现局部混浊，可长期处于静止状态。这是因为小的囊膜破损可通过晶状体上皮细胞修复而自愈或由其上的虹膜组织覆盖并发生粘连而封闭。

【眼内磁性异物吸除术】

1. 眼内异物的诊断

眼内异物一般均有异物溅伤、击伤等病史，查体多可见眼球壁全层创口，确诊多借助眼部辅助检查（眼眶 CT、眼部 X 线、眼部 B 超）。

2. 眼内异物的定位

眼内异物的定位多借助眼部辅助检查，其中眼眶 CT 和眼部 B 超最为常用。眼眶 CT 主要显示为密度异常，金属异物表现为高密度影并伴有放射状伪影，石块和玻璃异物表现为高密度影，较少伴有伪影，塑料和植物表现为低密度影或不显影。水平位可显示异物位于鼻侧或颞侧，冠状位可显示异物的时针方向，矢状位可显示异物距离角膜顶点的距离及在眼内的位置，临床上常用水平位加冠状位来定位异物。毛发、植物、塑料等异物，眼眶 CT 显影差，可通过眼部 B 超定位异物。眼眶 X 线目前临床上较少使用，但因其无伪影、能显示异物的整体和真实图像，在存在多个眼内异物或需要评估异物形状时可以选用。

3. 眼内磁性异物吸除术的适用条件

（1）异物的性质：眼内异物按性质分为金属异物和非金属异物，金属异物又分为磁性异物和非磁性异物。选择眼内磁性异物吸除术的病例必须为磁性异物。术前如何判断异物是否为磁性：详细询问患者病史，包括受伤时情形、致伤物、受伤时环境等。最好能提供致伤物实物，可直接观察并试验其是否为磁性，若无法提供，则可参考患者主诉中的致伤物性质。若患者主诉为磁性物致伤且眼眶 CT 显示为金属异物，则异物为磁性的可能性较大，符合该手术条件，可首选眼内磁性异物吸除术；若患者主诉为非磁性物致伤，而眼眶 CT 显示为金属异物，可结合患者受伤环境判断异物为磁性的可能性，可能为磁性，同时符合该手术条件，可尝试眼内磁性异物吸除术，同时做好术中异物磁铁吸不出，立即转换为玻璃体切割并眼内异物取出术的准备。

（2）异物的位置：眼眶 CT 显示异物悬浮于前中部玻璃体腔，而非嵌顿于球壁。若异物嵌顿于球壁，采用磁铁吸除异物，但要注意，若磁吸力不够，无法吸出异物，若磁吸力足够，在吸出异物的同时会将视网膜拉扯脱落，造成医源性损伤。

（3）其他条件：需要屈光介质较清晰，能基本评估视网膜、脉络膜无明显损伤，且异物较小。符合上述条件的患者，在手术顺利的情况下，可避免行二次手术。若屈光介质混浊或者视网膜、脉络膜损伤及玻璃体积血严重，选择行玻璃体切割联合眼内异物取出术更合理。若异物大，在磁铁吸取的过程中，损伤视网膜、脉络膜等眼内结构的可能性大，同样选择行玻璃体切割联合眼内异物取出术更合理。

赵振全主任病例点评

眼内异物的诊断重点为明确异物及异物的定位，首选眼眶 CT。若明确为磁性异物、可精准定位异物位置、异物悬浮于前中部玻璃体腔、屈光介质较清晰、不伴有或伴有轻度视网膜脉络膜损伤、少许玻璃体积血、异物较小时，选择眼内磁性异物吸除术最合理。相对于玻璃体切割联合眼内异物取出，该手术方式简单，对术者技术水平要求较低，术前等待时间短，手术费用低，患者的心理压力及经济压力小。

行眼内磁性异物吸除术在术中需要注意：患者多为年轻人，玻璃体较黏稠，当异物较小时，磁性较弱，用磁铁吸附的过程较久，术中放置磁铁时间需要稍持久；异物吸除后，巩膜切口处的玻璃体需要处理干净，避免切口处玻璃体牵拉；异物取出后要送检细菌、

笔记

真菌涂片及培养，找到明确的病原菌后，可以针对性使用敏感药物，而无须使用广谱药物。

参考文献

1. LOPORCHIO D，MUKKAMALA L，GORUKANTI K，et al. Intraocular foreign bodies：a review. Survey of Ophthalmology，2016，61(5)：582－596.

2. 李凤鸣，谢立信. 中华眼科学. 3版. 北京：人民卫生出版社，2014.

3. 肖天林，吴文灿，王勤美. 眼外伤临床精粹. 武汉：湖北科学技术出版社，2013.

4. 张效房. 眼内异物的定位与摘出. 2版. 北京：科学出版社，2001.

（陈晓蒙　整理）

病例 32
眼内异物合并黄斑病变

📋 病历摘要

【基本信息】

患者，男性，33 岁。

主诉：左眼有铁屑溅入后视物不清 8 小时。

现病史：患者 8 小时前工作时左眼不慎有铁屑溅入，当即出现视物不清，伴眼红、流泪，遂来我院急诊就诊。查眼眶 CT 提示左眼眼内异物，急诊拟以"左眼眼内异物、左眼外伤性白内障、左眼角膜穿通伤"收治入院。

自受伤以来，神志清，精神可，生命体征平稳，二便未解。

【体格检查】

全身及一般状态无特殊。

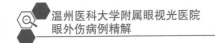
【眼科检查】

裸眼视力：右眼 0.6，左眼 FC/BE。

左眼眼睑无红肿，结膜中度充血，鼻上方角膜可见一纵行长约 3 mm 的伤口，余角膜透明，前房深度正常，前房细胞（＋），虹膜纹理清晰，瞳孔圆，对光反射存在，晶状体前囊膜破裂，皮质溢出，混浊，眼底窥不入。右眼无特殊。

【辅助检查】

1. 实验室检查

暂无。

2. 特殊检查

（1）眼眶 CT（图 32 −1）。

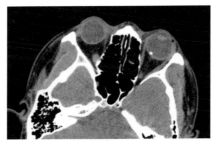

入院时眼眶 CT。

图 32 −1 眼眶 CT

【诊断】

左眼眼内异物，左眼外伤性白内障，左眼角膜穿通伤，左眼黄斑病变（术中发现）。

【治疗及随访】

1. 患者入院后第 3 天行玻璃体切割手术取异物。

2. 术中发现金属异物位于视盘鼻侧视网膜表面，黄斑中心凹

笔记

可见卵黄样改变。

3. 告知患者疾病特点及预后。

4. 术后随访发现黄斑中心凹区卵黄样改变一直存在(图 32 - 2),
OCT 提示黄斑中心凹区外层结构消失(图 32 - 3)。

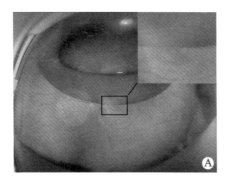
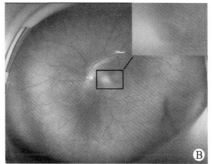
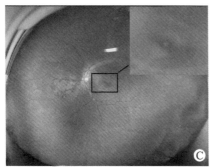

A. 玻切取异物术后第 2 天;B. 玻切取异物术后 1 周;C. 玻切取异物术后
5 个月。

图 32 - 2 欧堡

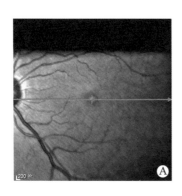
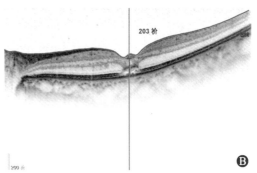

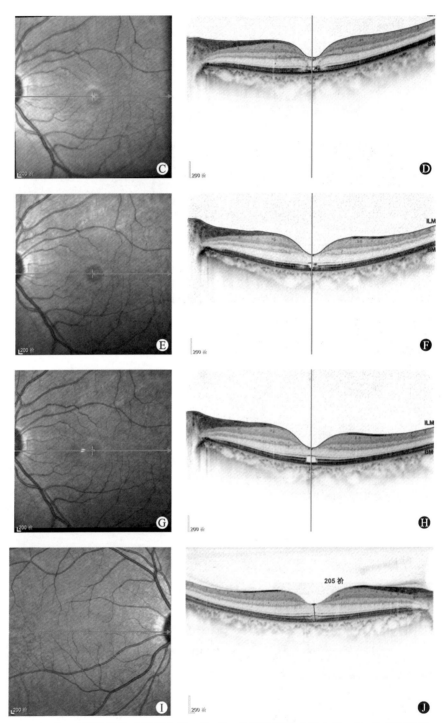

A、B. 玻切取异物术后第2天；C、D. 玻切取异物术后1周；E、F 玻切取异物术后2个月；G、H. 玻切取异物术后5个月；I、J. 对侧眼黄斑区结构正常。

图 32 - 3　OCT 图像

5. 术后 5 个月左眼最佳矫正视力为 0.6。

病例分析

【病例特点】

1. 青年男性，左眼有铁屑溅入后视物不清 8 小时。

2. 术中即发现患眼远离异物直接损伤区的黄斑中心凹区存在卵黄样病变。

3. 术后随访发现该黄斑改变一直存在，表现为视网膜外层结构局限性缺失，类似于光损伤性黄斑病变。

【诊断思路】

鉴别诊断：本例患者以黄斑区外层结构受损为主要表现，需要首先鉴别其他原因引起的黄斑病变。

1. 视网膜光损伤：损伤的位置主要集中在视网膜外层结构，造成损伤的机制有 3 种：机械损伤、视网膜光凝作用、视网膜光化学损伤，有明确的会造成损伤的光源接触史，如激光、日光、手术照明光等。

2. 年龄相关性黄斑病变：多见于 50 岁以上的老年人，眼底可见玻璃膜疣形成，FFA 常提示有 CNV 形成。

3. 黄斑裂孔：黄斑区可见一圆形或椭圆形的边缘锐利的空洞，外伤导致的黄斑裂孔形态可不规则，基底呈现暗红色（脉络膜血管层），OCT 检查可明确鉴别。

4. Best 病：发病年龄一般在 3 ~ 15 岁，通常双眼发病，病灶视网膜下间隙可见黄白色物质，在 OCT 上表现为高发射信号；眼电图检查对疾病的诊断具有重要意义。

【治疗思路】

该病例的黄斑病变在形态学上与视网膜光损伤极其相似，病变比较局限，目前临床上暂无特殊的治疗手段，以观察为主，辅以营养神经及改善循环等治疗。

【眼内异物合并黄斑病变】

该病例的黄斑病变表现类似于视网膜光损伤的表现，但是该患者无激光、日光等直接接触史，而该病变在手术刚开始便已发现，基本排除了手术光源性原因，目前具体原因尚不明确。该患者外伤明确，眼内异物存留，首先考虑与外伤及异物引起的眼部炎症可能存在一定的关联。

赵振全主任病例点评

该病例的临床表现与典型的视网膜光损伤相似，造成视网膜光损伤的光源很多，该病例术前否认有害光源直视史，术中早期即发现黄斑存在病变，目前视网膜光损伤依据不足。不过该患者异物在眼内停留时间超过 48 小时，外伤可以导致眼部应激性的炎症反应，但是否会引起黄斑病变尚有争论；此外，国外曾有全身铁蛋白过多导致双眼黄斑牛眼样改变的报道，又是否存在铁离子在眼内播撒导致黄斑病变的可能，以上问题有待进一步研究验证。这是一个非常有意思、也值得我们去深入研究的病例，需要我们长期随访观察。

参考文献

1. KINGHAM J D. Photic maculopathy in young males with intraocular foreign body. Mil Med, 1991, 156(1): 44 - 47.

2. ALBA-LINERO C, ROCHA DE LOSSADA C, RODRÍGUEZ CALVO DE MORA M, et al. Laser light retinopathy. Rom J Ophthalmol, 2019, 63(4): 372 – 374.

3. ABRAHAM A. Bull's eye maculopathy possibly due to iron overload in a child with thalassemia major: a case of possible "Ferritin Retinopathy". Retin Cases Brief Rep, 2021, 15(4): 482 – 485.

（魏文龙　整理）

笔记

病例 33
硅油辅助下不规则
巨大异物取出

病历摘要

【基本信息】

患者，男性，45 岁。

主诉：右眼被铁钉扎入后视物不清 7 小时。

现病史：患者 7 小时前右眼被铁钉扎入眼后出现视物不清，伴眼红、眼痛，伴热泪涌出感，无头晕、头痛、恶心、呕吐等症状，急来我院就诊，拟"右眼眼内异物"收住入院。

自受伤以来，神志清，精神可，生命体征平稳，二便无特殊。

【体格检查】

全身及一般状况无特殊。

【眼科检查】

裸眼视力：右眼 LP，各方向光定位存在，左眼1.0。

眼压：右眼未测，左眼指测 Tn。

右眼眼睑红肿，球结膜充血，角膜近瞳孔区见大小约5 mm ×
3 mm 的角膜楔形裂伤，周围角膜水肿，前房散在血性混浊，颞侧
虹膜小范围撕裂，晶状体混浊，余窥不入。左眼检查无特殊。

【辅助检查】

（1）眼眶 CT（图33 - 1）：右眼球内金属异物。

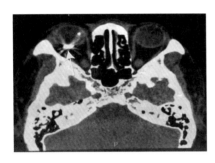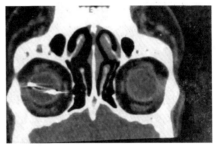

箭头处可见眼内异物高密度影。

图33 - 1　眼眶 CT（水平位 + 冠状位）

（2）眼前段照相（图33 - 2）。

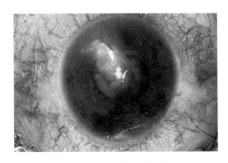

图33 - 2　眼前段照相

【诊断】

右眼眼内异物，右眼角膜穿通伤，右眼虹膜裂伤，右眼外伤性
白内障。

【治疗及随访】

1. 告知患者疾病特点及预后。

2. 急诊手术行"右眼角膜清创缝合并白内障超声乳化吸除并玻璃体切割并眼内异物取出并注油术"(图33-3),术中见颞下方视网膜有1/3 PD大小的裂孔,视网膜平伏,一长约13 mm的细长金属异物嵌顿于视网膜上,鉴于异物较大,先行气液交换,玻璃体腔注入硅油约4.5 mL,利用硅油的黏滞性,可以安全地调整镊子夹取异物的角度和部位,从角膜缘切口取出约2 mm×18 mm的不规则异物。

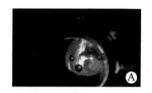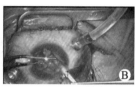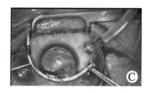

A. 硅油辅助下夹取异物;B. 通过角膜缘切口取出异物,防止异物滑脱掉损伤黄斑;C. 取出异物,一长约13 mm的细长金属异物。

图33-3 硅油辅助下取出眼内异物

3. 术后1周、2周、1个月、3个月定期随访,未发现视网膜脱离等并发症。术后3个月随访,可见玻璃体腔硅油填充,视盘界清色可,视网膜平伏,颞下方见陈旧性激光斑及片状出血病灶(图33-4,图33-5),右眼矫正视力为0.4,左眼矫正视力为1.0;眼压正常,病情比较稳定。术后3个月行"右眼人工晶体悬吊并硅油取出并角膜缝线拆除并前房冲洗并眼底探查术"。

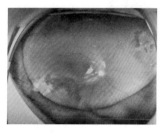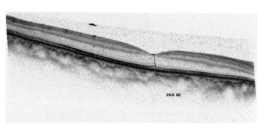

图33-4 术后3个月欧堡　　**图33-5 术后3个月黄斑OCT**

病例分析

【病例特点】

1. 患者右眼被铁钉扎入后视物不清 7 小时。

2. 眼科检查：右眼角膜见大小约 5 mm×3 mm 的楔形裂伤，前房血性混浊，颞侧虹膜小范围撕裂，晶状体混浊，余窥不入。辅助检查提示右眼眼内金属异物。

3. 术中发现后极部视网膜无明显损伤，利用硅油较好的黏稠性及缓冲效果，安全高效地取出眼内异物。

【诊断思路】

患者有外伤史，致伤物为锐器铁钉，有断端进入眼内的可能。裂隙灯检查发现右眼角膜穿通伤口，可作为异物进入眼内的通道。眼眶 CT 提示眼内异物，这是最直接的诊断依据。

结合上述外伤病史、体征及眼眶 CT 检查结果，患者可以被明确诊断为"右眼眼内异物，右眼角膜穿通伤，右眼虹膜裂伤，右眼外伤性白内障"。

【治疗思路】

1. 术前详细检查，排查手术禁忌证。

2. 根据眼眶 CT 评估眼内异物的位置，可以快速地在术中发现异物。

3. 患者晶状体混浊，眼底窥不入，应尽早进行玻璃体手术，备好硅油及重水，防止术中出现视网膜脱离，利用硅油可以更加安全有效地取出异物。

【眼后段异物】

眼后段异物属于眼内异物，一般为锐器伤引起，根据异物的性质可分为金属异物和非金属异物；金属异物分为磁性异物和非磁性异物，非金属异物分为植物性异物、动物性异物、玻璃、矿石等。异物进入眼内，不仅会引起机械性损伤，还会引起一系列并发症，如玻璃体积血、视网膜裂孔及视网膜脱离、视网膜脉络膜损伤、继发性青光眼、外伤性白内障、铁质沉着症及眼内炎等。眼后段异物如果治疗不及时或者不恰当，可能会造成严重的视功能损伤，大多数情况下应尽早取出眼内异物，手术的目的是取出异物，减少对眼球组织的损伤，尽可能为保存视功能创造条件。

若眼后段异物为磁性异物且漂浮于玻璃体腔，玻璃体无或者有少量积血，视网膜平伏，能够观察到异物位置，可以考虑平坦部磁性异物吸除术，快速安全地吸除异物。若眼后段异物为非磁性或者屈光介质混浊，无法判断异物位置或者异物是否嵌顿在视网膜上，建议行玻璃体切割并异物取出术。目前，显微玻璃体切割手术开展较为普遍，大多数医院采用玻璃体切割并异物取出术作为眼内异物取出的常规手术，不但可以安全有效的取出异物，还可以处理异物引起的视网膜损伤，清理异物引起的玻璃体积血，减少眼内异物引起的并发症。

柯治生主任病例点评

眼内异物是常见的一种眼外伤，眼内异物取出有很多手术方法。显微玻璃体切割术的发展，大大提高了眼后段异物取出的成功率。Ernst 等通过体外实验证实，硅油的黏稠性及缓冲效果显著好于重水和灌注液。硅油辅助下异物取出术可以使主刀医师更加安全有效地取出异物，尤其是眼内巨大、不规则的异物；还可减少传统手术方式最常见的异物滑落对视网膜造成的医源性损伤，如球形、带棱角、倒钩、长条等不规则异物较不容易夹取，若滑落可能砸伤视盘、黄斑等，影响预后。常规手术时因为切口大、漏水，引起角膜变形折光，影响手术视野，而在硅油的辅助下，眼球外形及眼内压保持较好，可以从容地换器械，更方便安全地取出异物。尤其是急诊手术时，常见的眼内活动性出血或者眼内炎玻璃体腔混浊引起看不清眼底和异物的现象，能够得到很好的改善。在取异物前注入硅油，还可以预防视网膜损伤造成裂孔，避免异物取出后可能出现的视网膜脱离，减少再用重水复位视网膜的麻烦。

参考文献

1. YUKSEL K, CELIK U, ALAGOZ C, et al. 23 gauge pars plana vitrectomy for the removal of retained intraocular foreign bodies. BMC Ophthalmol, 2015, 15(1): 75.

2. LOPORCHIO D, MUKKAMALA L, GORUKANTI K, et al. Intraocular foreign bodies: a review. Survey of Ophthalmology, 2016, 61(5): 582 – 596.

3. ERNST B J, VELEZ-MONTOYA R, KUJUNDZIC D, et al. Experimental measure of retinal impact force resulting from intraocular foreign body dropped onto retina through media of differing viscosity. Clin Exp Ophthalmol, 2013, 41(5): 471 – 475.

4. 陈忠平, 覃星妹, 张婷婷, 等. 23G 玻璃体切除术及硅油辅助取出眼内巨大异物的临床观察. 国际眼科杂志, 2018, 18(1): 172 – 174.

5. 李凤鸣, 谢立信. 中华眼科学. 3 版. 北京: 人民卫生出版社, 2014.

6. 肖天林, 吴文灿, 王勤美. 眼外伤临床精粹. 武汉: 湖北科学技术出版社, 2013: 120.

（林祖顺　整理）

病例 34
眶内异物致眼球钝挫伤

病历摘要

【基本信息】

患者，男性，56 岁。

主诉：左眼被铁片扎伤后视物不清 8 小时。

现病史：患者 8 小时前在工作中左眼不慎被铁片扎伤后立即出现视物不清，伴出血、眼痛，无热泪涌出，无昏迷，无意识障碍、头痛，无恶心、呕吐等不适。至当地医院就诊（具体诊治不详），建议转我院就诊。现为求进一步治疗，至我院急诊就诊，拟以"左眼眶内异物"收治入院。

自受伤以来，神志清，精神可，胃纳差，未睡眠，二便无特殊。

【体格检查】

全身及一般状态无特殊。

【眼科检查】

裸眼视力：右眼 1.0，左眼 HM/BE。

眼压：双眼指测 Tn。

左眼下眼睑可见一长约 12 mm 的纵行全层裂伤，铁片嵌入眶内，裸露断端约 3 cm×1.5 cm，末端长度不明，下方结膜下大量出血，角膜透明，前房深，周边前房可，房水清，瞳孔圆，直径约 4 mm，直接对光反射迟钝，晶状体密度增高，玻璃体混浊，下方积血，眼底隐见视网膜表面散在片状出血，余窥不清。右眼查体无特殊。

【辅助检查】

1．实验室检查

暂无。

2．特殊检查

（1）眼眶 CT（图 34 - 1）：眶下方一金属密度影嵌入，眼球大小、形态正常。

（2）眼部 B 超（图 34 - 2）：玻璃体混浊。

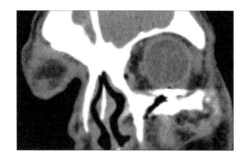

图 34 - 1   眼眶 CT

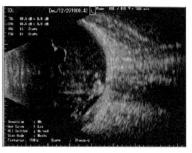

图 34 - 2   眼部 B 超

【诊断】

左眼眶内异物，左眼玻璃体积血，左眼眼球钝挫伤。

【治疗及随访】

1. 告知患者病情及预后。

2. 急诊行左眼眶内异物取出、眼球探查术，术中取出一大小约 5 cm×1.5 cm 的铁片，探查巩膜未见伤口。

3. 择期行左眼玻璃体切割术，术中探查眼底见全视网膜呈灰白色水肿，黄斑中心凹可见一约 1/4 PD 的点状鲜红色出血灶，周边伴水肿，下方周边部网膜可见视网膜、脉络膜裂伤，表面伴大量出血，周边伴大片状网膜下出血，切开裂伤区视网膜松解牵拉，注入硅油。

4. 门诊随访视力为 HM/BE，OCT 检查提示黄斑区视网膜厚度明显变薄，结构不清，局部神经上皮层与 RPE 层分离。

病例分析

【病例特点】

中年男性，眶内异物致眼球钝挫伤、玻璃体积血。

【治疗思路】

手术取出完全进入眶内的异物关键在于术前对其精准的定位，一般要求眼眶 CT 片有冠状位及水平位的扫描，特殊情况下还要求矢状位扫描。需要结合病史、临床表现、异物定位、术前眼部检查、术中探查等明确是否合并开放性眼外伤。对于非金属异物、植物性异物应尽早、彻底取出，以免发生感染；橡胶或橡皮等异物在眶内多引起急性或慢性炎症反应，引发结缔组织增生，应尽早取

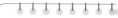

出；煤渣、塑料、砂石、玻璃等异物为非刺激性异物，性状较为稳定，如未造成功能障碍、无炎症反应和不适症状，可不取出，随访观察。

钝挫伤引起玻璃体积血经保守治疗而积血无法吸收时，需要行玻璃体切割术以清除积血及混浊，术中探查眼底，明确损伤部位，进行治疗。视网膜裂孔引起的玻璃体积血，在经过玻璃体切割及激光光凝后，可形成瘢痕愈合。脉络膜裂伤引起的出血，通过保守治疗吸收后，如果伤口未累及黄斑区，视力可以恢复，但若伤口通过黄斑区或出血蔓延至黄斑部，即使出血吸收干净，仍会有不同程度的视力障碍。对于钝力引起的视网膜周边部位小的裂伤口，需要仔细检查防止遗漏细小裂孔。

【眶内异物致眼球钝挫伤】

由于眶骨的保护作用，以及眼球占据眼眶的前方，临床上眶内异物较眼内异物少见。眶内异物主要通过眼球与眶壁之间的间隙进入眼眶，少数病例也可经眼球双穿通口或经鼻窦进入眼眶，偶见外力较大的异物经眶外壁进入眶腔。根据眶内异物的种类将眶内异物分为金属异物和非金属异物，以金属异物最为多见，其次为植物性异物，少见玻璃、石渣、沙砾和塑料等异物。单纯眶内异物伤可表现为皮肤伤口，伤口常位于上下眼睑及鼻根部的皮肤。小的眶内异物患者可无明显异常，而大的眶内异物可引起眼睑红肿、视力下降、上睑下垂，甚至眼球运动障碍。异物在眶尖或眶上裂部位可引起眶尖综合征或眶上裂综合征。眶内异物，尤其是植物性异物，有时可引起眶蜂窝织炎，甚至眶内脓肿。如果异物穿透眼球，除了眶内有异物留存，还有异物引起的眼球贯通伤。入口通常在角膜或巩膜，可引起虹膜和晶状体损伤、玻璃体积血及视网膜脱离等，在后巩膜可能探查到出口。大部分患者眼眶CT可显示异物位于眼球外

217

眶内，但有少部分患者由于异物正好在眼环处，金属异物的伪影较大，或异物较小时不好判断异物是位于球内还是球外，此时可结合其他方法判断：①结合水平位、冠状位及矢状位 CT 片；②B 超；③手术探查。

外力作用于眼球可通过眼内组织，如眼球壁及眼内液的传导，引起前房积血、晶状体脱位、虹膜根部离断、睫状体截离、玻璃体积血、黄斑裂孔、脉络膜裂伤等。本病例眶内异物造成眼球钝挫伤，原因可能为异物直接擦到巩膜壁，外力直接挤压眼球及传导后造成眼内组织损伤。根据外力大小的不同，造成眼部结构损伤的程度也不同，针对不同的损伤需采取不同的治疗方法。外伤性玻璃体积血来自视网膜、脉络膜及睫状体甚至虹膜的血管破裂，导致血液流入玻璃体腔。大量的玻璃体积血可引起严重的视力下降，裂隙灯下玻璃体腔可见大量的红色混浊物，严重时眼底红光反射不可见。单纯的玻璃体少量至中等量积血，可以先采取保守治疗，使用止血祛瘀药物。若保守治疗无效，或出血量大、难以吸收，或发现合并视网膜脱离时需行玻璃体切割手术。外伤性玻璃体积血的手术指征包括：①外伤后玻璃体积血合并视网膜脱离，应尽早手术，往往合并视网膜、脉络膜裂伤口，需行玻璃体切割术将积血清除、平复视网膜及激光封闭裂孔；②有明确的视网膜病灶，如裂孔；③伴可疑视网膜、脉络膜病灶的中等量或少量玻璃体积血，经过一段时间观察（半个月至 3 个月），局部病灶扩大或出现视网膜脱离。视网膜裂孔引起的玻璃体积血，在经过玻璃体切割及激光光凝后，可形成瘢痕愈合。脉络膜裂伤引起的出血，通过保守治疗吸收后，如果伤口未累及黄斑区，视力可以恢复，但若伤口通过黄斑区或出血蔓延至黄斑部，即使出血吸收干净，仍会有不同程度的视力障碍。部分脉络膜裂伤口晚期会出现脉络膜新生血管，造成视力进一步下降。

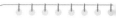

赵振全主任病例点评

本病例为较大的眶内异物导致的眼球钝挫伤，合并玻璃体积血。清除玻璃体积血后，往往可以见到各种各样的视网膜、脉络膜裂伤，本病例见下方周边视网膜及脉络膜裂伤，造成了玻璃体积血及视网膜下出血。在手术处理时要注意将伤口边缘玻璃体切割干净，必要时切开周边视网膜，防止术后严重的增生性玻璃体视网膜病变形成。若视网膜、脉络膜损伤灶较小，不伴视网膜脱离时，可考虑行玻璃体腔气体填充；若伤口较大，视网膜下出血较多，伴有视网膜脱离，则需要填充硅油。本病例视网膜及脉络膜损伤虽然在下方，但视网膜下出血已蔓延至黄斑区，造成黄斑区视网膜损伤，引起视力下降。

参考文献

1. 肖天林,吴文灿,王勤美. 眼外伤临床精粹. 武汉：湖北科学技术出版社，2013：163.

（王司仪　整理）

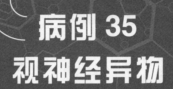

病例 35
视神经异物

病历摘要

【基本信息】

患者，男性，48 岁。

主诉：右眼被铁屑击伤后视物模糊 5 小时。

现病史：患者 5 小时前工作时右眼不慎被铁屑击伤，伤后即出现右眼视物模糊，伴眼红、轻度眼痛，无头晕、头痛、恶心、呕吐等症状，就诊于我院急诊，眼眶 CT 报告"右眼环后部视盘处异物"，急诊拟以"右眼视神经异物"收治入院。

自受伤以来，神志清，精神可，生命体征平稳，二便无特殊。

【体格检查】

全身及一般状态可。

【眼科检查】

裸眼视力：右眼 FC/20 cm，左眼 0.6。

眼压：右眼未测，左眼指测 Tn。

右眼结膜充血，3 点位角巩膜缘处见一与角巩膜缘平行的伤口，长约 2 mm，少量虹膜组织嵌顿于伤口，角膜轻度水肿，前房深度可，前房闪辉（+），虹膜纹理清晰，瞳孔欠圆，长径约 4 mm，直接、间接对光反射迟钝，小瞳下见晶状体轻度混浊、玻璃体轻度血性混浊，眼底后极部视网膜前见大片出血，遮蔽视盘及黄斑，余细节窥不清。左眼查体无特殊。

【辅助检查】

1. 实验室检查

无特殊。

2. 特殊检查

（1）眼眶 CT（图 35 - 1）：异物位于视神经处。

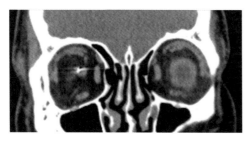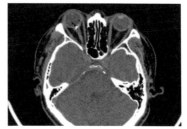

图 35 - 1 眼眶 CT

（2）眼部 B 超（图 35 - 2）：玻璃体混浊，可疑视神经异物。

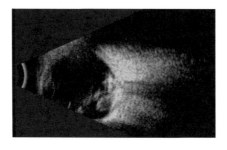

图 35 - 2 眼部 B 超

（3）欧堡及眼底照相（图35-3）。

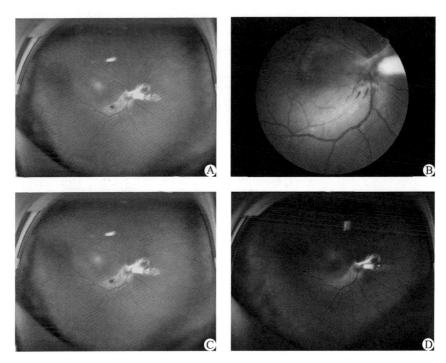

A. 玻切术后1周欧堡；B. 玻切术后1个月眼底照相；C. 玻切术后5个月欧堡；D. 人工晶状体植入术后3个月欧堡。

图35-3 欧堡及眼底照相

【诊断】

右眼视神经异物，右眼玻璃体积血，右眼外伤性白内障，右眼角巩膜穿通伤。

【治疗及随访】

1. 因异物部位特殊，与患者强调异物取出可能造成视神经损伤，导致术后视力下降明显；也可能无法取出异物。

2. 行玻璃体切割术，术中缝合角巩膜缘伤口，切除混浊的晶状体，清除玻璃体腔及视网膜表面积血，见一金属样异物插入视盘颞上缘，视盘充血，边界欠清，颞上方局部视网膜色苍白，余视网膜未见裂孔、脱离、出血等。术中以不损伤视神经的方式试取异

笔记

物，由于异物嵌顿较深，较难取出，且异物位于视盘颞上缘，而非中心部位，考虑在取出异物过程中会造成视神经二次损伤，目前不取异物可能对视功能的损害程度更小，术中与患者沟通后决定暂不取异物，于视盘颞上方行视网膜激光光凝，预防异物造成的视网膜裂孔而致视网膜脱离。

3. 术后嘱患者密切随访。术后1周至5个月复查，右眼最佳矫正视力从 FC/40 cm 提升至0.4，视盘表面见轻度灰白色增生膜，轻微牵拉视网膜，视网膜平伏，未见明显裂孔，无眼内感染征象。故行"右眼Ⅱ期人工晶状体植入术"，术后3个月复查，右眼视力为0.4，未见明显视网膜变性、脱离。

病例分析

【病例特点】

本病例为视神经异物1例，因其位置特殊、嵌顿较深，术中未取出，术后视力较好，未见明显并发症。

【诊断思路】

患者有明确的右眼异物击伤病史，表现为视力下降、眼痛，眼部检查可见明确角巩膜缘伤口，伴有晶状体轻度混浊、玻璃体积血等，眼眶 CT 报告右眼视盘处有致密影，根据患者外伤史、临床表现、体征及辅助检查，可明确"眼内异物"诊断。根据眼眶 CT，可定位异物位于视神经处。

【治疗思路】

异物嵌顿于视网膜、球壁或视神经处，伴玻璃体积血、视网膜脱离等，为玻璃体切割术的适应证。眼内异物留存会增加眼内感染的风险，铁质异物留存会引起铁锈症，铜质异物性质活泼，早期可引起急性无菌性化脓性炎症，晚期可引起铜质沉着症，故眼内异物应尽早取出。但本病例异物部位特殊，位于视盘处，术前谈话交代病情，告知患者异物位置特殊，可考虑术中试取，若异物取出造成视神经二次损伤风险较大，则不取出异物，患者与家属商议后同意上述治疗方案。

【视神经异物】

眼内异物按照异物的性质可分为金属异物（又可分为磁性异物、非磁性异物）和非金属异物（包括植物性异物、动物性异物、玻璃、塑料、石砾等）；按照异物的部位可分为前房异物、晶状体异物、玻璃体异物、球壁异物、视神经异物等。临床症状主要为视力下降、热泪涌出感、眼痛等。眼部检查见伤口、伤道或发现异物，可合并玻璃体积血、视网膜裂孔、视网膜脱离、外伤性白内障等，可导致铁质沉着症、铜质沉着症、眼内炎等并发症。术前对于异物的定位非常重要，准确的定位是异物取出的保证，也是术后保持和恢复视觉功能的必要条件。眼眶 CT 是诊断异物伤的重要检查，可显示异物大小及部位，判断异物在球内、球壁还是球外，必要时可联合 B 超、UBM 检查、前节 OCT、直接检眼镜、间接检眼镜、三面镜及房角镜等进行检查。

视神经异物因其对视神经的直接机械性损伤，往往可导致严重的视力下降。对于一些性质明确的异物，如铁质异物、铜质异物等，术中应尽可能取出；但对于部位特殊的视神经异物，强行取出可能造成视神经的二次损伤，术中应进行试取。临床上有报道因视神经异物嵌顿较深而未取出的病例，术后随访 2 年最佳矫正视力为 0.1，未见明显并发症。本例患者术后视力恢复较好，可能与异物的部位有关，术中见异物插入视盘颞上缘，而非中心部位，可能仅造成部分视功能的破坏，而术后早期视力不佳，可能与异物伤早期对视网膜、视神经造成的机械性作用，导致视网膜震荡、视神经挫伤等，以及局部炎症反应较重，出现视盘充血、水肿等有关。目前本例患者术后1年余，虽然早期未见明显并发症，尚不能排除晚期出现并发症的可能。由于异物未取出，性质尚不明确，从其主诉推断为铁质异物的可能性大，故晚期可能出现铁质沉着症，对眼内组织造成损伤；另外异物局部纤维包裹形成的肉芽肿可能对视神经造成进一步压迫，可能导致视力下降。故患者仍需密切门诊随访，关注病情变化。

赵振全主任病例点评

　　视神经异物因其大小、位置、嵌顿深度的不同，不一定对视神经造成严重的损害。术前影像学检查虽可大致判断部位，但也存在伪影等情况，不能过早下结论，应以术中观察为准，术前与患者及家属做好术前谈话，避免不必要的纠纷。对于视神经异物，术中可用眼内器械进行简单探查、试取，不要强行取出，以减少对视神经、视网膜造成的二次损伤。本病例在随访期间未发生铁锈症，原因可能为：①纤维组织包裹，限制了铁离子扩散；②异物可能位于脉络膜下，距离视网膜较远，对视网膜影响较小。但仍需长期随访观察。

参考文献

1. 李凤鸣,谢立信. 中华眼科学. 3 版. 北京：人民卫生出版社,2014.

2. 肖天林,吴文灿,王勤美. 眼外伤临床精粹. 武汉：湖北科学技术出版社,2013.

3. 柯根杰,郑志,孙思勤. 玻璃体切除术治疗视乳头异物. 临床眼科杂志, 2003,

笔记

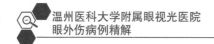

11(3): 228 – 229.

4. HWANG Y S, LIN K K, CHEN K J, et al. Iron foreign body in the optic nerve without ocular siderosis. J Neuroimaging, 2010, 20(2): 201 – 203.

（王司仪　整理）

病例 36
葡萄球菌细菌性眼内炎

病历摘要

【基本信息】

患者，男性，62 岁。

主诉：左眼被铁丝刺伤后视物不清 1 天。

现病史：患者 1 天前左眼被铁丝刺伤后出现视物不清，伴热泪涌出感，伴眼红、眼痛，无头痛、恶心、呕吐等症状，当时未在意，未诊治。1 天以来左眼视物不清、眼红、眼痛症状逐渐加重，就诊于当地医院，诊断为"左眼眼内炎，左眼角膜穿通伤"，予预防感染、抗炎治疗，并建议于我院进一步诊治。故患者来我院就诊，拟以"左眼眼内炎，左眼角膜穿通伤"收治入院。

笔记

自受伤以来，神志清，精神可，胃纳可，睡眠可，二便无特殊。

【体格检查】

全身及一般状态无特殊，体温正常。

【眼科检查】

裸眼视力：右眼 0.6，左眼 HM/BE。

眼压：右眼 13.1 mmHg，左眼 11.2 mmHg。

右眼晶状体混浊 C3N2P1，余查体无特殊。左眼结膜混合充血，角膜轻度水肿，中央区见一长约 2 mm 的全层伤口，溪流征（－），前房深度可，房水细胞（＋＋＋＋），积脓 0.5 mm，瞳孔区见白色渗出膜，虹膜纹理清晰，瞳孔欠圆，直径约 4 mm，对光反射存在，晶状体白色混浊，前囊膜破裂，玻璃体及眼底窥不入。

【辅助检查】

1. 实验室检查

前房液培养：头状葡萄球菌。

血常规、C 反应蛋白、血清淀粉样蛋白 a 在正常范围内。

2. 特殊检查

（1）眼部 B 超（图 36 -1）。

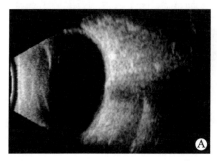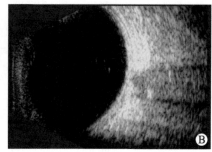

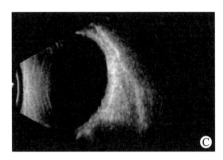
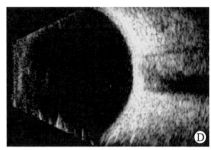

A. 入院 B 超显示左眼玻璃体无明显混浊；B. 注药术后第 1 天 B 超显示左眼玻璃体无明显混浊；C. 术后 1 个月 B 超未见明显改变；D. 术后 3 个月 B 超未见明显改变。

图 36 -1 眼部 B 超

（2）欧堡（图 36 -2）。

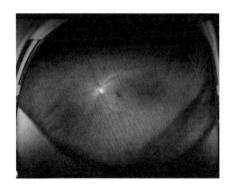

图 36 -2 左眼术后 3 个月欧堡

（3）黄斑 OCT（图 36 -3）。

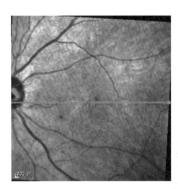
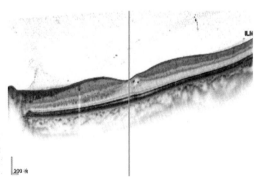

图 36 -3 左眼术后 3 个月黄斑 OCT

【诊断】

左眼细菌性眼内炎，左眼角膜穿通伤，左眼外伤性白内障，右眼年龄相关性白内障。

【治疗及随访】

1. 告知患者疾病特点及预后。

2. 急诊行"左眼玻璃体腔注药术（万古霉素＋头孢他啶）＋前房冲洗术"，术中取前房液、玻璃体液送检，前房液培养见头状葡萄球菌。

3. 注药术后前房炎症消退、稳定，行"左眼微切口白内障超声乳化吸除＋前段玻璃体切割术"，术后病情稳定，炎症无复发，术后3个月复查最佳矫正视力为0.7。

4. 行"左眼Ⅱ期人工晶状体植入术"，术后3个月复查，最佳矫正视力为0.7，炎症无复发。

病例分析

【病例特点】

1. 老年男性，左眼有铁丝刺伤外伤史，急性起病。

2. 眼科检查：左眼前房细胞（＋＋＋＋），积脓0.5 mm，瞳孔区白色渗出膜，感染体征明确。

3. 辅助检查：B超显示左眼玻璃体轻度混浊，提示感染未累及眼后段；前房液培养见细菌生长，为头状葡萄球菌。

【诊断思路】

患者具有明确外伤史，急性起病，表现为视力下降伴眼红、眼痛、前房积脓，根据病史、临床表现和体征可明确眼内炎诊断；急诊抽取前房液、玻璃体液培养，前房液培养见细菌生长，为头状葡萄球菌，明确细菌性眼内炎诊断；B超显示玻璃体无明显混浊、玻璃体液培养未见细菌生长，提示感染未累及后节。

【治疗思路】

急诊入院时根据患者外伤史、临床表现及体征，眼内炎诊断基本明确。术前B超显示玻璃体混浊不明显，说明炎症未累及后节，首选玻璃体腔注药术，术中取前房液送检，玻璃体腔注射万古霉素及头孢他啶。由于角膜伤口较小，闭合良好，故未行角膜穿通伤缝合术。根据其临床表现及急性起病的病程，考虑细菌性眼内炎可能性大，故术后局部及全身应用抗生素、激素治疗及进行扩瞳治疗。术后前节炎症反应消退，复查B超无明显玻璃体混浊，提示感染控制良好。由于左眼白内障较重，B超提示后节未累及，故1周后行白内障超声乳化吸除手术，术中见后囊膜破裂，行前段玻璃体切割术，考虑囊袋破损，人工晶状体I期植入不稳定，故行II期人工晶状体植入。

【细菌性眼内炎】

感染性眼内炎由于病情凶险，发展迅速，根据来源分为外源性和内源性眼内炎，根据病原菌的性质可分为细菌性和真菌性眼内炎。目前国内的感染性眼内炎最常见病因为外伤，有报道显示占感染性眼内炎的66%～80%。外伤性眼内炎中以细菌性眼内炎多见，多由葡萄球菌、蜡样芽孢杆菌等引起。国外报道细菌性眼内炎发生率占穿通性眼外伤病例的3.3%～16.5%，伴有眼内异物情况下发生率高达11%～30%；国内文献报道细菌性眼内炎在开放性眼外伤病例中发生率为4.6%～11.91%。外伤性眼内炎预后差，最终视力在0.05或以上的仅为22%～42%，杆菌感染的预后

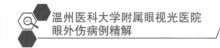

尤为恶劣，75% 的病例视力丧失，转化为眼球痨或眼球摘除。没有及时处理的开放性伤口、眼内异物、农村地区的眼外伤、年龄大于 50 岁、眼内组织脱出等为眼内炎的危险因素。

细菌性眼内炎通常为急性起病，表现为明显的视力下降、眼痛等，可伴有白细胞升高、发热等全身症状。体征为结膜充血水肿、结膜囊分泌物增多、前房积脓、角膜混浊、晶状体混浊、玻璃体混浊、视网膜白鞘，严重时出现视网膜坏死等；典型的角膜环形浸润是革兰阴性杆菌感染的征象，咖啡色外观为蜡样芽孢杆菌感染的征象（溶血现象）。

结合患者的外伤史、症状及体征可对眼内炎行初步诊断。确诊依赖眼内液的病原学检查，抽取玻璃体液或前房液行细菌涂片及培养，并行药敏试验，指导临床用药。但培养阴性不能完全排除眼内炎，因临床上培养假阴性率为 20%~30%，故可联合其他检验方法辅助诊断，如利用聚合酶链式反应技术对细菌 DNA 进行检测。

一旦确诊细菌性眼内炎，术前、术后均需局部和全身使用抗生素，联合使用糖皮质激素及扩瞳药物，减轻炎症反应。当炎症主要累及眼前节，玻璃体腔无明显受累或轻度受累时，首先考虑玻璃体腔注药术。当出现中度以上玻璃体混浊，发展迅速、全身及局部反应严重，伴有眼内异物，玻璃体腔注药无法控制的眼内炎时，需行玻璃体切割术治疗。

视网膜脱离是眼内炎玻切术后常见的并发症。文献报道外伤性感染性眼内炎术后视网膜脱离的发生率为 22.2%。患眼内炎时，由于病原微生物的直接毒性损害及蛋白水解酶的作用，造成视网膜水肿，以致视网膜极为脆弱、强度下降，甚至坏死溶解，容易出现视网膜裂孔，在玻璃体切割术后，失去了支持的视网膜一旦出现裂孔，就会很快发生脱离且进展迅速。

笔记

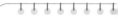

🏥 赵振全主任病例点评

　　开放性眼外伤都有感染的可能性，特别是致伤物或致伤环境比较脏、患者机体抵抗力较差的时候，所以开放性眼外伤一定要关注眼内感染情况，尤其是患者视物不清、眼红、眼痛等症状进一步加重，是判断眼内感染的关键。本例患者受伤后视物不清、眼红、眼痛症状逐渐加重，入院查体见前房积脓，可明确眼内炎的诊断。当炎症主要累及眼前节，玻璃体腔无明显受累或轻度受累时，首先考虑玻璃体腔注药术。当出现中度以上玻璃体混浊，发展迅速、全身及局部反应严重，伴有眼内异物，玻璃体腔注药无法控制的眼内炎时，需行玻璃体切割术治疗。针对该病例，我们认为不应继续选择保守治疗而应尽早手术，以控制感染，特别是本病例有铁丝刺伤病史，前囊膜已破裂，后囊膜破裂的可能性较大，虽然 B 超提示后节尚未累及，但细菌易通过囊膜破裂口扩散至后节，故我们及时行玻璃体腔注药术，术后炎症消退，玻璃体、视网膜未受累。说明在感染的起始阶段对其进行治疗，可以将感染限制在一定范围内，预后较好，若处理不及时可能会导致感染的扩散。故对于眼内炎，应早发现、早治疗，避免感染进一步扩散。

参考文献

1. 李凤鸣,谢立信. 中华眼科学. 3 版. 北京：人民卫生出版社,2014.

2. 肖天林,吴文灿,王勤美. 眼外伤临床精粹. 武汉：湖北科学技术出版社, 2013.

3. DURAND M L. Bacterial and fungal endophthalmitis. Clin Microbiol Rev, 2017, 30(3)：597－613.

4. RELHAN N, FORSTER R K, FLYNN H W J. Endophthalmitis：then and now. Am

J Ophthalmol, 2018, 187: xx - xxvii.

5. 史翔宇, 庞秀琴, 张兰, 等. 感染性眼内炎玻璃体切除术后视网膜脱离. 眼外伤
职业眼病杂志, 2004, 26(5): 301 - 304.

（王司仪　整理）

病例 37
蜡样芽孢杆菌眼内炎

病历摘要

【基本信息】

患者，男性，49 岁。

主诉：右眼被石子溅伤后眼痛 1 天，加重半天。

现病史：患者 1 天前右眼被石子溅伤后出现眼痛、眼红，无明显视物不清，无畏光、流泪，无恶心、呕吐，未予重视及治疗。半天前出现右眼眼痛、眼红加重，伴明显视物不清、流泪，来我院就诊，拟以"右眼眼内炎"收治入院。

自受伤以来，神志清，精神可，胃纳可，睡眠安，二便无特殊。

【体格检查】

全身及一般状况无特殊。

笔记

235

【眼科检查】

裸眼视力：右眼 LP，各方向光定位存在，左眼 0.5。

双眼正位，眼球各方向运动无受限。右眼眼睑肿胀明显，结膜混合充血，角膜混浊水肿，5 点位可见长约 2 mm 的全层角膜穿通伤口，前房见大片纤维渗出，下方积脓约 3 mm，Cell（++++），隐见瞳孔圆，直径约 4 mm，对光反射消失，隐见虹膜表面大量渗出膜覆盖，隐见晶状体混浊，余窥不清。左眼检查无特殊。

【辅助检查】

1. 实验室检查

白细胞（WBC）：$15.21 \times 10^9/\text{L}$，C 反应蛋白 18 mg/L，余无明显异常。

2. 特殊检查

（1）眼部 B 超（图 37 – 1）：右眼玻璃体轻度混浊，右眼晶状体异物？

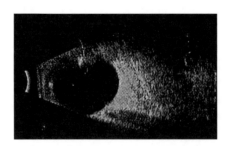

图 37 – 1　眼部 B 超

（2）前段照相（图 37 – 2）：结膜混合充血，角膜混浊水肿，5 点位可见长约 2 mm 的全层角膜穿通伤口，前房见大片纤维渗出，下方积脓约 3 mm，Cell（+），隐见虹膜表面大量渗出膜覆盖，晶状体混浊。

（3）眼眶 CT（图 37 – 3）：右眼眼内异物阳性。

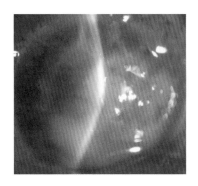

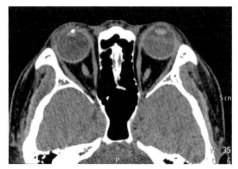

图 37 -2　前段照相　　　图 37 -3　眼眶 CT 提示右眼眼内异物

【诊断】

右眼眼内炎,右眼眼内异物,右眼角膜穿通伤,右眼外伤性白内障。

【治疗及随访】

1. 告知患者疾病特点及预后，紧急排查手术禁忌证。

2. 入院 1 小时后急诊行"右眼晶状体切除并眼内磁性异物取出并虹膜周切并玻璃体切割并气液交换并注油并注药术"，术中见角膜水肿混浊，前房见大片纤维渗出血性混浊，下方积脓约 3 mm，余窥视不清；抽取前房液及玻璃体液送细菌、真菌涂片及培养，涂片检查提示革兰阳性菌感染，蜡样芽孢杆菌可能；磁铁取出眼内磁性异物；术中探查眼底见视盘色苍白，全视网膜血管闭塞及散在出血点，视网膜表面见渗出膜，6 ~9 点位见青灰色隆起，7 点位见数个裂孔。术中玻璃体腔注入万古霉素（1 mg/0.1 mL）0.05 mL，注入头孢他啶（1 mg/0.1 mL）0.05 mL。

3. 术后第 1 天复查，右眼裸眼视力为 LP，光定位各方向存在，左眼裸眼视力为 0.5；右眼指测眼压 T +2，左眼眼压为 19.3 mmHg。右眼眼睑肿胀明显，眼球各方向运动可，结膜混合充血，高度水肿，角膜水肿混浊，前房血性混浊，大量团絮状渗出，余窥视不清（图 37 -4）。左眼无特殊。根据患者病史、体征及相关检查，首先考虑蜡样芽孢杆菌感染，给予全身及局部抗生素、激素预防感染、抗炎，局部降眼压、止血等对症治疗，密切观察病情变化，及时积极处理并发症。

4. 术后1周复查，右眼裸眼视力为LP，各方向光定位存在，左眼裸眼视力为0.5；右眼眼压为15.6 mmHg，左眼眼压为10.6 mmHg。右眼眼睑肿胀明显，较前略有好转，结膜混合充血，高度水肿，角膜水肿混浊，前房见大片黄白色渗出物，余窥视不清。

5. 术后1个月复查，右眼裸眼视力为LP，各方向光定位存在，左眼裸眼视力为0.5；右眼眼压为7.2 mmHg，左眼眼压为13.9 mmHg。右眼眼睑稍肿胀，结膜混合充血，角膜水肿混浊较前好转，前房见大片白色渗出物，余窥视不清，各方向运动可（图37-5）。

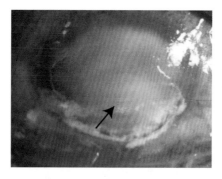 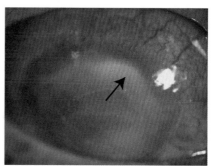

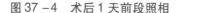

角膜水肿混浊，前房混浊，箭头显示大量团絮状渗出。

图37-4　术后1天前段照相

箭头显示前房见大片白色渗出物。

图37-5　术后1个月前段照相

病例分析

【病例特点】

1. 患者右眼被石子溅伤后眼痛1天，加重半天。

2. 眼科检查：右眼眼睑肿胀明显，结膜混合充血，角膜混浊，

5 点位见长约 2 mm 的全层创口，前房见大片纤维渗出，下方积脓约 3 mm，Cell（＋＋＋＋），虹膜表面大量渗出膜覆盖；眼眶 CT 提示右眼眼内阳性异物。

3. 眼内炎病情进展极快，预后不佳。

【诊断思路】

结合患者外伤病史、体征及辅助检查，可以明确诊断为"右眼眼内炎，右眼眼内异物，右眼角膜穿通伤，右眼外伤性白内障"。

【治疗思路】

1. 详细询问病史，了解致伤原因、受伤部位、程度、有无异物留存及异物污染程度等。

2. 积极进行术前准备，术前、术后使用局部及全身抗生素、激素预防感染及抗炎治疗。尽快进行手术治疗。术后根据培养及药敏结果调整用药。

【蜡样芽孢杆菌眼内炎】

蜡样芽孢杆菌眼内炎是外伤性眼内炎中最紧急的一种，其致病原因主要是致伤异物可能含有蜡样芽孢杆菌，蜡样芽孢杆菌常存在于土壤、污水中，进入眼内后能释放溶血素等并破坏眼内结构，向眶内扩散。其发病迅猛，病情重，呈暴发性改变，预后差。国外报道了 82 例蜡样芽孢眼内炎，45% 的患者最终行眼内容物剜除术或眼球摘除术，80% 的患者最终视力在光感以下。蜡样芽孢杆菌眼内炎除了具备一般眼内炎的特征外，还有以下几个特点。

1. 起病急重，呈暴发性改变，较快出现眼红、眼痛、视力下降，若处理不当，容易导致视功能丧失，最快 3 天内需要摘除眼球，防止扩散。

2. 典型表现为白细胞增多、发热，眼科检查可见眼睑肿胀、眶压高、眼球活动受限甚至固定；球结膜高度充血水肿，甚至脱出眼外，有大量脓性分泌物；角膜早期可见灰白色环形浸润灶自周边向中央进展，可有咖啡样外观，后期可能会发展成全角膜溃疡改变；前房可能存在脓性渗出、血性混浊。

3. 玻璃体腔混浊，视网膜可能有缺血血管白线化、出血、脓苔附着、坏死甚至全部溶解等表现。

4. 缝合好的角膜、巩膜伤口可能会由于组织溶解、豁开而溢出咖啡色（也可能有其他颜色）的脓液，前房可能看不到经典的脓性液平现象。

5. 眼内异物成功取出后也未必能够阻止眼内炎的发生，晶状体内异物患者也未必能够幸免。

一旦怀疑或确诊蜡样芽孢杆菌眼内炎，需积极进行术前准备，尽快行急诊手术治疗，同时可以尽快行结膜囊分泌物细菌涂片和培养，寻找病原体有助于诊断及指导用药。局部可应用左氧氟沙星滴眼液或者妥布霉素滴眼液，也可以配置万古霉素（25 mg/mL）、头孢他啶（50 mg/mL）滴眼液点眼治疗。全身及局部应用激素以减轻炎症反应，减轻角膜水肿，利于前房渗出及视网膜水肿的恢复。根据睫状体炎症的情况可使用阿托品眼膏散瞳，减轻炎症，避免虹膜后粘连。

蜡样芽孢杆菌眼内炎若未累及眼后段，可行前房冲洗并玻璃体腔注药术。若累及眼后段，需行玻璃体切割手术并玻璃体腔注药术。玻璃体切割手术适应证一般考虑如下几个方面：①中度以上玻璃体混浊的全眼内炎；②迅速发展的全眼内炎；③伴有眼内异物等并发症的眼内炎；④其他治疗不能控制的眼内炎。眼内炎术后的常

笔记

见并发症有低眼压、虹膜粘连、角膜上皮缺损、视网膜脉络膜脱离、眼球摘除甚至全身感染扩散等。

柯治生主任病例点评

蜡样芽孢杆菌眼内炎进展迅速，预后较差，因此我们有以下建议。

1. 一定要认识该病的严重性，预后极差；尽早诊断和告知患者及其家属，减少纠纷。

2. 尽快手术，晚10分钟可能预后就不一样。一些患者在手术开始时角膜还比较透明，术中角膜逐渐变得混浊影响观察和手术，严重混浊者只能采用内窥镜手术。所以为了尽早手术，往往建议患者进行局部麻醉手术。

3. 鉴于蜡样芽孢杆菌的毒性，玻璃体手术要彻底，术中灌注液要加万古霉素，术后玻璃体腔注药（万古霉素），若病情重，需要玻璃体腔填充硅油。

4. 术后如果眼球保住，最常见的并发症是角膜上皮大面积缺损，长时间难以修复，我们在患者感染控制良好的基础上，加用患者的自体血清效果比较好。

参考文献

1. 肖天林，吴文灿，王勤美. 眼外伤临床精粹. 武汉：湖北科学技术出版社，2013：120.

2. MEREDITH T A. Posttraumatic endophthalmitis. Arch Ophthalmol, 1999, 117(4)：520-521.

3. THOMPSON J T, PARVER L M, ENGER C L, et al. Infectious endophthalmitis

after penetrating injuries with retained intraocular foreign bodies. National Eye Trauma System. Ophthalmology, 1993, 100(10): 1468 – 1474.

4. PAN Q, LIU Y, WANG R, et al. Treatment of Bacillus cereus endophthalmitis with endoscopy-assisted vitrectomy. Medicine (Baltimore), 2017, 96(50): e8701.

（林祖顺　整理）

病例 38
真菌性眼内炎

病历摘要

【基本信息】

患者，男性，37 岁。

主诉：右眼眼红伴眼痛 2 天。

现病史：患者 2 天前无明显诱因出现右眼眼红，伴眼痛、视物模糊，不伴头痛、头晕、眼前黑影飘动等，未予诊治。今为求进一步诊治，遂于我院门诊就诊，门诊拟以"右眼眼内炎"收治入院。

既往史：患者 4 个月前右眼有竹签扎伤史，于我院行"右眼角膜裂伤缝合术 + 右眼前房成形术""右眼微切口白内障超声乳化吸除术 + 右眼人工晶状体植入术 + 右眼前段玻璃体切割术 + 右眼角膜

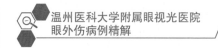

缝线调整术"。2 个月前因"右眼眼内炎"于我院住院治疗，予妥布霉素地塞米松滴眼液、左氧氟沙星滴眼液、万古霉素针、头孢他啶针、泼尼松龙静脉滴注等抗感染、抗炎治疗，行"玻璃体腔注药术（万古霉素＋头孢他啶）"，1 天后炎症明显减轻，此次住院建议患者抽取前房液送检，患者因个人原因拒绝。

自发病以来，神志清，精神可，生命体征平稳，胃纳可，睡眠可，二便无特殊。

【体格检查】

全身及一般状态无明显异常。

【眼科检查】

裸眼视力：右眼 0.05，左眼 1.2。

眼压：右眼 10.0 mmHg，左眼 19.5 mmHg。

右眼结膜充血伴水肿，角膜白斑，下方可见白色角膜后沉着物，余透明，前房深度正常，前房细胞（＋＋＋），虹膜纹理清晰，瞳孔欠圆，直径约 3 mm，对光反射迟钝，人工晶状体透明位正，下方人工晶状体表面见灰白色毛绒团状渗出物附着，下方玻璃体可见黄白色点团状混浊，眼底隐见视盘界清色红，余窥视不清。左眼结膜无充血，角膜透明，前房中深，房水清，虹膜纹理清晰，瞳孔圆，直径约 3 mm，对光反射存在，晶状体透明，玻璃体絮状混浊，眼底见视盘边界清色可，C/D 约 0.3，视网膜平伏，黄斑中心凹反光未见。

【辅助检查】

1. 实验室检查

房水检验：IL-6 13 806.5（参考值：1.0 ~ 50.0）、真菌（1-3)-β-D 葡聚糖 945.6（参考值：< 100.5）、革兰阴性菌脂多糖 0.023

（参考值：<0.109）、真菌26S rRNA基因阳性（参考值：阴性）。

细菌、真菌培养（我院）：阴性。

2. 特殊检查

（1）右眼前段照相（图38-1）：下方人工晶状体表面见灰白色毛绒团状渗出物附着（黄色箭头）。

（2）右眼欧堡（图38-2）：下方玻璃体腔黄白色点团状混浊（黄色箭头）。

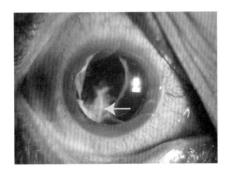 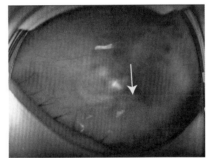

图38-1　右眼前段照相　　　　　图38-2　右眼欧堡

【诊断】

右眼真菌性眼内炎，右眼人工晶状体眼，右眼角膜裂伤（清创缝合术后）。

【治疗及随访】

1. 告知患者目前病情及预后。

2. 局部应用伏立康唑滴眼液，口服伊曲康唑抗真菌药物。

3. 行右眼玻璃体切割术＋右眼人工晶状体取出术＋右眼玻璃体腔注药术（伏立康唑），术中检查见颞上方虹膜后有白色混浊团块、睫状体扁平部见白色病灶，术中予切除病灶及睫状体浅表组织。

4. 术后1个月及3个月复查眼部病情稳定，最佳矫正视力0.16，房水及玻璃体腔液清，视网膜平伏。

笔记

病例分析

【病例特点】

1. 青年男性，右眼植物性外伤史，病程长，且眼内炎症反复发作。

2. 眼科检查：右眼人工晶状体表面渗出及玻璃体混浊呈毛绒样、团絮状。

3. 辅助检查：前房液检验提示真菌感染。

【诊断思路】

2个月前患者曾因右眼眼内炎入院治疗，根据其植物性外伤史、慢性起病（外伤后2个月发病）等特点，应高度怀疑真菌性眼内炎。但我们在局部及全身应用抗生素和糖皮质激素炎症迅速好转后，误以为是抗生素起到治疗作用，而忽略了糖皮质激素对炎症的掩盖作用，从而未使用抗真菌药物；另外此次治疗前应取前房液培养、检验，但患者因个人原因拒绝，并在炎症控制后即要求出院，故我们没有做病原学检查，直接将此次眼内炎分类为细菌性眼内炎，造成误诊。

此次再次发作，眼科查体见右眼人工晶状体表面附着渗出物及玻璃体混浊为毛绒样、团絮状，为较典型的真菌性眼内炎的混浊，虽然前房液培养未见真菌，但 PCR 检验结果为真菌（1-3）-β-D 葡聚糖945.6（参考值：<100.5）、真菌26S rRNA 基因阳性，结合患者植物性外伤史、起病缓慢、病情反复等可诊断为真菌性眼内炎。

因此，我们应将细菌性眼内炎和真菌性眼内炎进行鉴别（表38-1）。

笔记

表 38 –1 真菌性眼内炎与细菌性眼内炎鉴别

	真菌性眼内炎	细菌性眼内炎
病因	多有植物性外伤史	开放性眼外伤、眼内异物等
发病时间	亚急性或慢性起病	急性起病
主要致病菌	曲霉菌属、镰刀菌属	葡萄球菌、芽孢杆菌
临床表现	发病隐匿，有视力下降，可伴眼红、眼痛，症状相对较轻	明显的视力下降，伴眼红、眼痛，症状重，结膜囊分泌物增多
体征	前房积脓呈中间高、两边低、流动性差的特点；玻璃体混浊呈雪球样、绒毛球状及串珠样，丝状真菌感染时可见菌丝样结构；累及视网膜时可见灰白色或黄白色病灶、血管白鞘等	前房积脓呈黄白色，量多时可形成液平面；结膜充血水肿明显，结膜囊有脓性分泌物；角膜混浊，典型的角膜环形浸润是革兰阳性杆菌感染的征象，咖啡色外观为蜡样芽孢杆菌感染的征象（溶血现象）；可见血管白鞘，视网膜可出现脓肿及坏死，甚至整个视网膜溶解

【治疗思路】

真菌性眼内炎的治疗包括药物治疗和手术治疗。

抗真菌药物种类较少，主要有三唑类（伏立康唑、伊曲康唑、氟康唑）、咪唑类（克霉唑）、多烯类（两性霉素 B、纳他霉素）和棘白菌素（卡泊芬净）。临床上目前常用的药物为两性霉素 B、伊曲康唑和伏立康唑等，也有报道使用卡泊芬净治疗内源性白假丝酵母菌性眼内炎。选择口服或静脉注射的全身给药方式时，药物主要通过血液循环到达眼部组织，药物浓度主要受血管密度的影响，主要适用于治疗血管丰富组织的真菌感染，且全身用药时，须定期监测患者肝功能和肾功能，同时考虑患者年龄、营养状态、病理状态的影响；应用伏立康唑还需注意视觉毒性。局部用药的方式可使药物直接到达眼部组织发挥作用，全身不良反应较少，但眼局部的

笔记

安全性不容忽视。前房或玻璃体腔注射可使抗真菌药物直接进入眼内，达到有效治疗浓度，是治疗真菌性眼内炎的重要给药途径，必要时可应用多种药物、反复多次注药；但需注意药物的视网膜毒性。关于激素的应用目前存在争议，有研究认为应用糖皮质激素会影响单核细胞的抗真菌活性，加重真菌感染，但也有学者认为在抗真菌治疗有效的情况下可酌情应用激素，达到抗炎、减少增生性病变发生等目的，故我们在临床上应用激素需谨慎。

玻璃体切割联合眼内注入抗真菌药物是治疗真菌性眼内炎的有效方法。对于可疑真菌性眼内炎，视力严重下降或伴有眼内异物，超声显示玻璃体中度至重度混浊，伴或不伴玻璃体视网膜增生、视网膜脱离，都应该选择玻璃体切割术。如有植物异物存留或人工晶状体植入，须及时手术取出。手术中应尽可能将病灶清除干净，必要时可切除部分组织，否则术后容易复发。

【真菌性眼内炎】

真菌性眼内炎是真菌感染引起的眼内容物及其邻近组织的炎症反应，具有起病隐匿、潜伏期长的特点，早期常因症状轻且不典型而被漏诊或误诊，又因抗真菌药的全身不良反应和局部刺激性致使用药不规范、疗程不足而易复发。目前，随着大量抗生素和糖皮质激素的应用，真菌性眼内炎有逐渐增多的趋势。根据感染途径分为外源性和内源性眼内炎，前者主要与植物性眼外伤和植物性异物存留、真菌性角膜溃疡及内眼手术有关；后者为身体其他部位的真菌灶通过血液循环到达眼部所致。可引起真菌感染的病原体包括丝状真菌（曲霉菌、镰刀菌、青霉菌等）、酵母菌（白念珠菌、隐球菌等）和二相性真菌（芽生菌、球孢子菌、组织胞浆菌等）。感染途径不同，真菌性眼内炎的主要致病菌也不同。外源性感染以曲霉菌属和镰刀菌属为主，内源性感染则以白念珠菌为主，其次是曲霉菌。

外源性感染多遵循疾病从前往后发展的规律，有角膜损伤者病灶先见于角膜，再到前房，经过晶状体、虹膜累及眼后段组织；感染发生于白内障术后者，在人工晶状体－虹膜－睫状体周围炎症最重。可伴有轻度眼红、眼痛等刺激症状，远不如细菌性感染明显；角膜病灶常较干燥，有苔被和（或）卫星灶；可见前房积脓、玻璃体混浊。内源性感染属于血液播散性感染，致病菌先在血流最丰富的脉络膜沉积，形成初发病灶，进而侵犯其上的视网膜，再往前累及玻璃体、眼前段组织。因此内源性感染有从后往前发展的特点，起病较外源性感染更隐匿，早期可无明显视觉障碍及眼部刺激症状，直至病灶累及后极部脉络膜和视网膜或出现明显玻璃体混浊时，患者才会出现视力下降、视物变形。

真菌性眼内炎的诊断基于相关的病史、典型的症状和体征。早期临床诊断常较困难，对于以下情况要高度怀疑真菌性眼内炎的可能：①植物性外伤史，且病程较长者；②炎症反应重而外眼刺激症状不重者；③外伤或手术后，虹膜表面可见绒毛球状物，前房积脓，玻璃体出现白色串珠样、团状混浊；④初诊为细菌性眼内炎或葡萄膜炎，但长期规范性应用抗生素、糖皮质激素治疗无效甚至加重者；⑤全身大剂量使用免疫抑制剂、糖皮质激素或长期使用广谱高效抗生素的患者；⑥免疫力低下，如糖尿病、恶性肿瘤、艾滋病、肝脏疾病、肾衰竭、器官移植、妊娠、分娩合并阴道霉菌感染及免疫抑制者等；⑦伴有全身各系统感染病灶，静脉导管长期留置、长期静脉注射者；⑧视盘血管炎患者，后极部出现一个或多个白色边界清楚的脉络膜、视网膜浸润病灶，发展较缓慢。真菌性眼内炎的确诊依赖于病原体的检测，最快捷的方法是病灶取材，送病理涂片，最确切的方法是分离、培养出致病菌。采用 PCR 技术对眼内液中真菌的 18S/28S 核糖体 DNA 序列进行检测，亦有助于诊断。

笔记

赵振全主任病例点评

真菌性眼内炎因起病隐匿、病程较长、症状较轻，往往会出现漏诊、误诊。本病例为一个真菌性眼内炎的误诊病例。该病例患者具有植物性外伤史和病程长的特点，因此在首诊时应高度怀疑可能存在真菌感染，并积极进行抗真菌治疗，同时避免使用糖皮质激素药物。在临床实践中，有时无法通过检验结果支持真菌感染的诊断，因此常会误将其诊断为细菌感染，并使用激素药物来缓解症状。然而，激素的使用会掩盖症状，从而导致病情迁延和真菌感染的缓慢恶化。另外，临床上真菌检测的技术、仪器等都存在一些问题，使真菌的检出率较低，此时其他方法，如 PCR 技术对真菌的 18S/28S 核糖体 DNA 序列的检测可以有效帮助我们对真菌性眼内炎进行诊断。所以这个误诊病例对大家是一个警示，也给临床上对真菌性眼内炎的诊治起到了警醒作用。

参考文献

1. 林晓峰,袁敏而. 重视真菌性眼内炎诊疗规范性. 中华实验眼科杂志,2019, 37(5)：321 – 325.

2. 肖天林,吴文灿,王勤美. 眼外伤临床精粹. 武汉：湖北科学技术出版社,2013： 163.

3. 周慧颖,叶俊杰,陈有信,等. 真菌性眼内炎的手术治疗与病原学研究. 中华眼科杂志,2018,54(4)：270 – 276.

（王司仪　整理）